I0059703

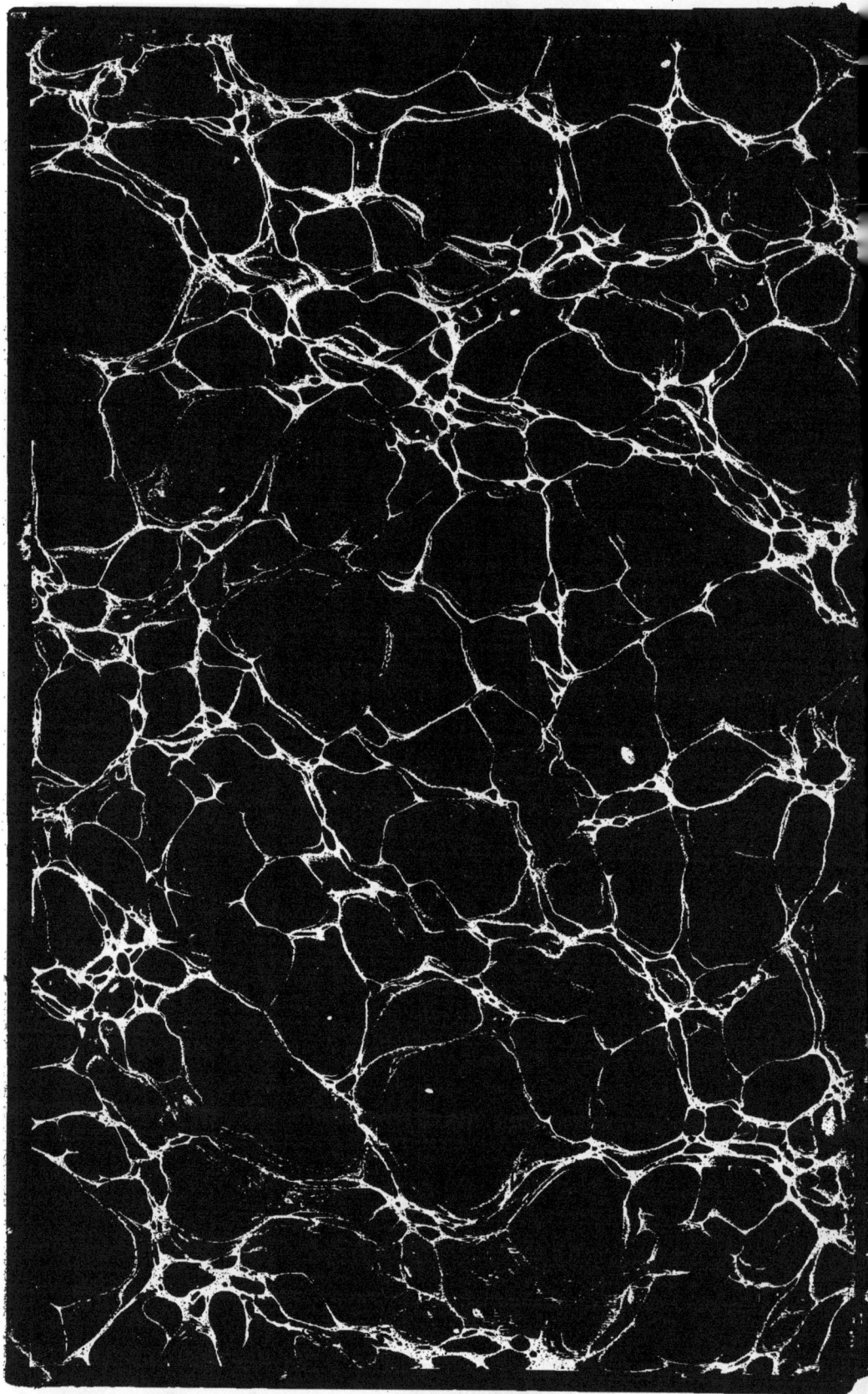

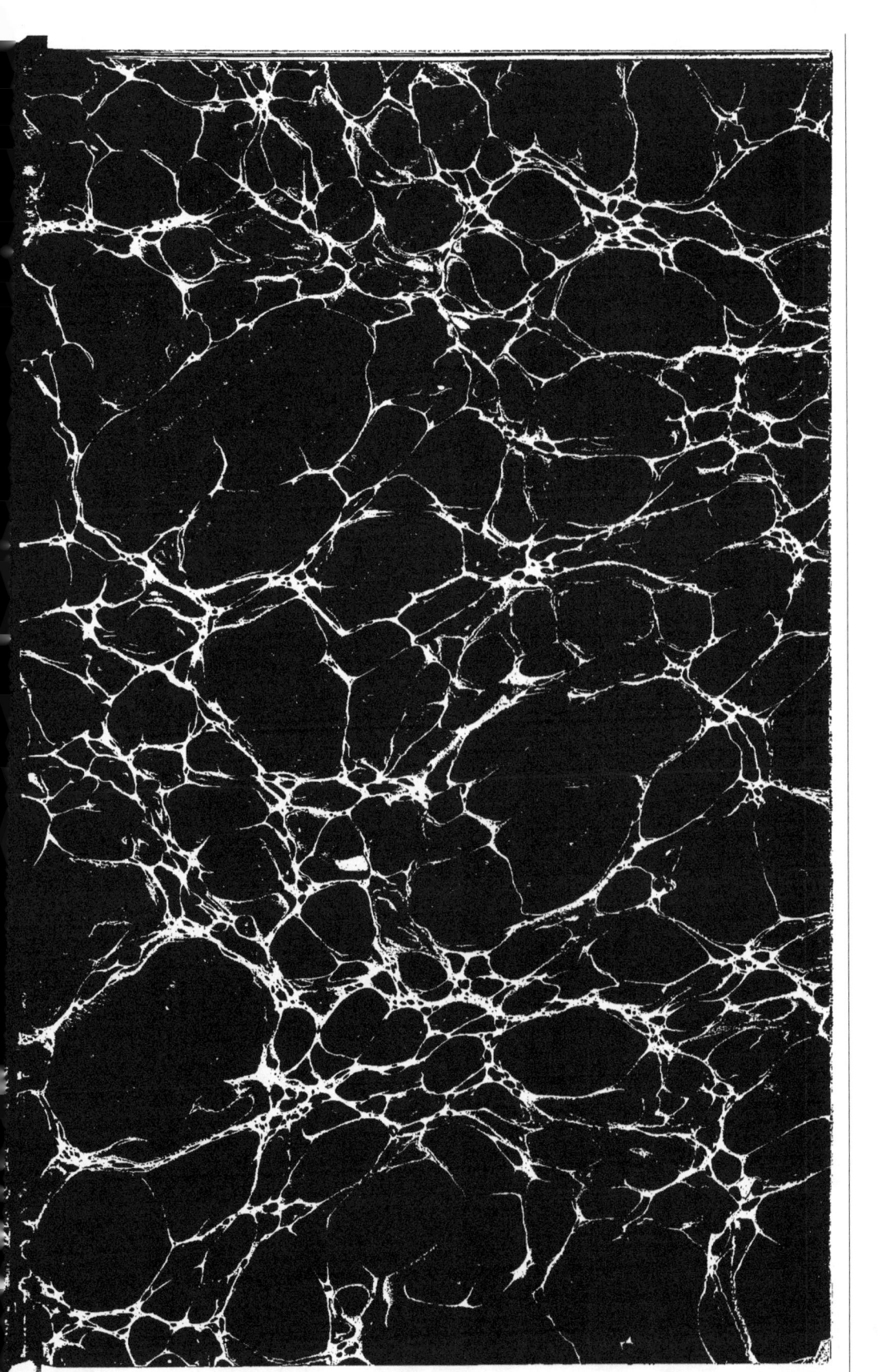

Тъ $^{45.}$ 8

THÉORIE GÉNÉRALE

DES FONCTIONS

DU SYSTÈME NERVEUX

ou

DÉMONSTRATION DE LA LOI DE GÉNÉRATION
DES PHÉNOMÈNES NERVEUX.

Par P.-J.-B. BUCHEZ

Docteur en médecine, auteur de l'Introduction à la science de l'histoire, d'un Traité complet
de philosophie, ex-rédacteur en chef du journal des Progrès des Sciences et Institutions
médicales, l'un des auteurs de l'Histoire parlementaire de la Révolution française, de
l'Européen, etc.

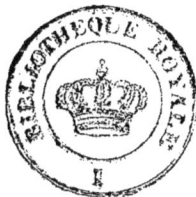

BIBLIOTHÈQUE ROYALE

PARIS

IMPRIMERIE DE J. BELIN-LEPRIEUR, FILS
RUE DE LA MONNAIE, 11

1845

AVIS DE L'AUTEUR.

La partie physiologique de ce Mémoire a été publiée, pour la première fois, il y a une vingtaine d'années. Elle fit, ensuite, l'objet d'un travail plus étendu, qui fut inséré, en 1828, dans le *Journal des Progrès des Sciences et Institutions médicales*, dont j'étais le rédacteur en chef. Cet article eut toute la publicité de ce recueil qui était assez répandu, particulièrement à l'étranger. La doctrine qui y est contenue, a eu, s'il m'est permis de le dire, le sort ordinaire aux choses qui ont une grande évidence. Sans contestation et sans bruit, elle est devenue usuelle, au moins dans les termes généraux. M. le docteur Cerise est le seul auteur qui en ait fait directement mention, en en faisant usage dans ses recherches sur la pathologie du système nerveux, dans deux Mémoires qui ont été couronnés par l'Académie de Médecine. La citation de cet ouvrage dont la place est fixée parmi les écrits médicaux les plus remarquables de notre temps, est la meilleure recommandation dont je puisse accompagner cette reproduction.

Buchez.

LISTE DES PRINCIPAUX OUVRAGES DE L'AUTEUR.

—

Ouvrages philosophiques.

ESSAI D'UN TRAITÉ COMPLET DE PHILOSOPHIE DU POINT DE VUE DU CATHOLICISME ET DU PROGRÈS. 3 volumes in-8°. — Chez Périsse frères. — — Paris, 1838-1840.

INTRODUCTION A LA SCIENCE DE L'HISTOIRE. 2 volumes in-8°, 2e édition. — Chez Guillaumin. — Paris, 1842. (La première édition, en 1 volume, a paru en 1833.)

INTRODUCTION A L'ÉTUDE DES SCIENCES MÉDICALES, leçons orales recueillies par M. Belfield-Lefèvre, D. M. — 1 vol. in-8°. — Paris, 1838. — Chez Périsse frères.

Dans l'*Européen* de 1831, *Journal des Sciences morales et politiques*, un grand nombre d'articles sur l'*Économie politique*, sur l'*Association*, sur la *Science*, sur la *Nationalité*, sur l'*Education*, etc.

Dans l'*Européen, Journal de Morale et de Philosophie*, un grand nombre d'articles, dont les principaux sont relatifs à la *Morale considérée comme criterium de la certitude*, à la *Théorie du progrès*, à un *Cours de politique*, etc.

DE L'ART, considéré sous le point de vue théorique et historique, article inséré dans l'*Encyclopédie du* xixe *siècle*, dans l'*Européen*, et reproduit dans divers recueils.

Ouvrages historiques.

INTRODUCTION SUR L'HISTOIRE DE FRANCE, insérée dans le Ier volume de l'*Histoire parlementaire*.

HISTOIRE PARLEMENTAIRE DE LA RÉVOLUTION FRANÇAISE. 40 volumes in-8°. Ouvrage rédigé en commun avec M. Roux.

MÉMOIRE SUR LA FORMATION DE LA NATIONALITÉ FRANÇAISE. Ouvrage inséré dans plusieurs recueils, et particulièrement dans l'*Européen* et dans le compte rendu du congrès historique de 1835.

MÉMOIRE HISTORIQUE ET GÉOGRAPHIQUE SUR LE TRACTUS ARMORICANUS DANS LE Ve SIÈCLE. Dans l'*Européen*.

Divers articles historiques sur l'histoire du Tiers-État, sur la Saint-Barthélemy, sur l'invasion des Barbares au ve siècle, etc., insérés dans l'*Encyclopédie du* xixe *siècle*.

Ouvrages médicaux.

TRAITÉ D'HYGIÈNE, rédigé en commun avec M. le docteur Trélat, médecin de la Salpêtrière. Ouvrage publié en 1825.

Dans le *Journal des Progrès des Sciences et Institutions médicales*, dont l'auteur était rédacteur en chef, des articles sur divers sujets de physiologie, de pathologie et de philosophie médicale, etc.

THÉORIE GÉNÉRALE

DES FONCTIONS

DU SYSTÈME NERVEUX

Il est aujourd'hui démontré, en anatomie et en physiologie, que le système nerveux préside à toutes les fonctions de l'économie animale. Il est reconnu que ce système est aussi nécessaire pour l'accomplissement des phénomènes de la digestion, de l'absorption, des sécrétions, de la calorification, de la respiration, de l'hématose, etc., par lesquels s'opère la conservation et l'accroissement du corps humain, qu'il l'est pour l'accomplissement des phénomènes de sensation, d'éducabilité, de locomotion, d'intelligence, etc., qui caractérisent la vie de relation.

D'après ce simple aperçu des fonctions multipliées du système nerveux, on comprend qu'il est composé d'un grand nombre de parties diverses, douées chacune de propriétés différentes. En effet, en certains lieux il agit seulement comme organe impressionnable, ailleurs comme organe locomoteur; ailleurs encore à la manière d'un conducteur chimique, etc. Cependant, on considère tous les nerfs comme formant un seul système, non pas seulement parce qu'ils tiennent tous les uns aux autres par des liens de nature nerveuse, mais encore parce qu'ils ont une influence régulatrice du même genre sur les parties auxquelles ils se distribuent, parce qu'ils présentent un aspect physique et des modes de distribution analogues, et enfin parce qu'ils ont une organisation intime similaire.

La science des écoles ne dépasse pas les généralités que nous venons d'indiquer; on se borne à exposer l'anatomie du système et à en démontrer l'influence sur chaque fonction. Pour opérer cette démonstration on n'a pas d'autres moyens que l'expérience et l'observation des cas exceptionnels, c'est-à-dire des cas pathologiques ; ces procédés sont parfaits, sans doute, dans l'intérêt de la probation dont il s'agit ; mais ils sont purement analytiques ; et ils ne peuvent donner qu'une connaissance semblable à eux-mêmes, c'est-à-dire partielle, fractionnée et par conséquent analytique. La physiologie du système nerveux se trouve donc, dans l'état actuel, composée d'autant de théories particulières, d'autant de séries spéciales de faits, qu'il y a d'espèces de fonctions. Mais elle ne possède point de formule représentative de l'unité de système. En d'autres termes, on connaît une multitude de petites successions phénoménales isolées ; mais on ne sait rien sur l'ordre général de succession.

Pour parvenir à la connaissance de l'ordre général de succession des phénomènes nerveux, il faudrait étudier ces phénomènes non pas isolément dans des cas particuliers, tels qu'en peuvent présenter l'observation pathologique ou l'expérience ; mais dans l'ensemble tel qu'il s'offre dans l'état normal ou de santé. Mais cette étude est impossible tant qu'on n'aura aucune donnée sur l'unité phénoménale représentative de l'unité de système. Comment, en effet, observer quelque chose dont on n'a pas la moindre idée ? Or, c'est cette formule représentative de l'unité de système que nous nous proposons de rechercher dans ce Mémoire. Nous voulons trouver dans l'ordre des phénomènes quelque chose d'aussi général que ce que nous possédons quant à l'anatomie ; quelque chose de commun à toutes les espèces d'actions nerveuses comme l'est l'organisation intime à toutes les espèces de nerfs ; en un mot quelque chose qui nous figure, sous forme d'action, la similitude d'organisation qui caractérise l'instrumentalité dont il s'agit.

Pendant longtemps, le fait de *sentir* a été considéré comme le phénomène caractéristique propre à faire reconnaître toute espèce d'action nerveuse ; mais les recherches modernes ont renversé cette opinion. En effet, il y a des milliers d'actions nerveuses qui ne donnent jamais lieu à sensation ; rien ne prouve que l'acte nerveux par lequel les contractions musculaires sont déterminées, soit un fait de sensibilité ; il n'est pas probable que l'influence excitante ou

stupéfiante de certains poisons sur les nerfs soit un effet de cet ordre ;
il est certain que dans la digestion, l'hématose, etc., les nerfs
agissent plutôt à la manière d'agents chimiques que comme d'organes
du sentiment. La sensation ne se manifeste qu'à l'occasion des phénomènes qui se passent dans certains nerfs, et encore à condition
que l'on en ait conscience. La sensation donc ne peut pas être pré-
sentée comme le fait caractéristique auquel on reconnaît le phénomène nerveux.

Comme les fonctions et les propriétés du système nerveux sont
extrêmement variées, ce n'est pas, selon nous, dans une fonction ou
une propriété telle que la sensation, qu'il faut aller chercher le fait
commun, représentatif de l'unité de système ; mais c'est au contraire
dans la manière dont les phénomènes s'engendrent ; en d'autres
termes, c'est dans la connaissance de la loi de génération des phénomènes nerveux, que nous devons rencontrer le moyen de les
reconnaître et de les caractériser. Cette loi seule est susceptible de
représenter l'analogie d'organisation que nous révèle l'anatomie.
Elle doit être semblable partout où l'instrument est le même. La
découverte de cette loi sera donc le but définitif de ce travail.

A cette fin, nous étudierons d'abord l'organisation intime propre
à toutes les parties du système. Nous examinerons ensuite l'influence
1° de la circulation ou de la nutrition ; 2° de l'activité et du repos ;
et 5° du siége, sur la production des phénomènes ; et nous rédi-
gerons une formule représentative de nos découvertes sur ces
diverses questions.

Nous nous servirons, pour opérer ce travail, des matériaux que
nos devanciers ont recueillis. Nous ne recourrons nous-mêmes à
aucune expérience nouvelle. Nous n'en avons nullement besoin.
En effet, aujourd'hui, en physiologie, ce ne sont point les faits qui
manquent, mais c'est la coordination. On peut affirmer que la
science est encombrée d'expériences et d'observations de toutes
sortes ; et si notre systématisation n'est pas parfaitement exacte,
on ne pourra pas dire que ce défaut tient, soit à ce qu'elle est
prématurée, soit à l'absence de renseignements suffisants. Car ce
n'est pas par pauvreté que pèche la science, mais par redondance.
D'ailleurs nous trouvons un grand avantage à nous servir d'expé-

riences que nous n'avons pas créées ou préparées nous-mêmes ; car nous sommes certains que nos matériaux sont purs de toute opinion préconçue. Les recherches de nos prédécesseurs ont été faites hors des préventions qui nous occupent personnellement. En outre, elles furent entreprises dans l'intérêt des hypothèses anciennes que nous voulons remplacer, et par suite elles sont le moins favorables possible à la tentative que nous faisons. Nous diminuerons ainsi, autant qu'il est en nous, les chances d'erreur. Au reste, l'histoire nous apprend que dans toutes les systématisations qui ne sont pas restées absolument sans valeur, c'est de cette manière que l'on a procédé.

Obligés d'éviter toute confusion dans l'appellation des phénomènes, nous désignerons par *impressionnabilité* la faculté de recevoir des *impressions* et de les transmettre ; c'est-à-dire ce que l'on entend vulgairement par *sensibilité* et par *sensation*. Nous entendrons par *innervation* l'action des nerfs sur des tissus d'une nature non nerveuse, telle que celle qui produit les contractions musculaires, telle que celle qui s'exerce sur des artères, sur le sang, etc. Enfin nous avons créé le mot de *névrosité* pour exprimer la capacité de produire les phénomènes d'impressionnabilité et d'innervation.

CHAPITRE I.

DE L'ORGANISATION INTIME DU SYSTÈME NERVEUX.

Cuvier regarde le système nerveux comme un vaste réseau, embrassant tout l'animal, ayant des centres multiples et des cordons de communication. M. de Blainville considère le système nerveux comme divisé en autant de parties qu'il y a de grandes fonctions, et le définit : des amas ou ganglions, et des filets, les uns sortants et allant dans l'organe qu'ils doivent animer, ce qui forme la vie particulière ; les autres rentrants et se terminant tous à une masse centrale, ce qui établit la vie générale, les sympathies et les rapports.

Dans l'homme le système nerveux se compose d'une centralité supérieure ou encéphalique (cerveau, cervelet, moelle allongée), d'une seconde centralité ou centralité rachidienne (moelle épinière), de ganglions, de plexus, de cordons de communication et de cordons de distribution. Tous ces systèmes d'organes ont des fonctions différentes; chacun d'eux offre même une apparence qui sert à les distinguer au premier coup-d'œil; mais cette différence n'est point réelle comme celle des fonctions; elle résulte uniquement de la nature des enveloppes et de la disposition de la substance nerveuse qui, dans l'encéphale, est accumulée en une seule masse; qui, dans le rachis, constitue une masse allongée; qui, dans les ganglions, présente l'aspect de petits corps glanduleux; qui, dans les plexus, s'entrelace comme une trame, et s'allonge dans les cordons. Quant aux enveloppes, elles diffèrent: les cordons, les plexus, les ganglions sont contenus dans un névrilème assez dense, qui le plus souvent pénètre dans l'intérieur et y forme plusieurs divisions, en sorte qu'un cordon nerveux tranché dans le sens du diamètre, présente assez bien l'aspect d'un jonc qui serait coupé de la même manière. Au contraire, dans les masses telles que l'encéphale et la moelle épinière, on ne trouve de membranes apparentes qu'à la surface. Mais sauf ces différences dans les enveloppes, la structure intime des nerfs est partout parfaitement identique. Nous allons exposer les résultats des meilleurs travaux faits sur ce dernier sujet.

En premier lieu, on a reconnu que la substance nerveuse était uniformément composée de filets aussi bien dans la moelle et dans l'encéphale que dans les ganglions et dans les cordons. Seulement dans la moelle et l'encéphale, ces filets sont tellement ténus et tellement serrés, qu'il faut une grande attention, ou avoir préalablement employé un procédé de durcissement, pour les apercevoir à l'œil nu. Au premier coup d'œil on ne croit voir qu'une masse homogène, de couleur tantôt blanche, tantôt grise. Dans les ganglions, ces filets sont enroulés les uns sur les autres; dans les cordons, ils sont longitudinaux. Chaque cordon en contient un grand nombre qui sont divisés en divers groupes séparés par des intersections névrilématiques. N'oublions pas ce fait que dans les cordons de distribution on remarque que le nombre des filets augmente en général à mesure que ceux-ci s'éloignent de leurs centres nerveux et s'approchent de leur terminaison, soit dans les muscles, soit dans d'autres organes.

En 1717, Leeuwenhoeck, l'un des plus habiles micrographes du dix-huitième siècle, annonça que les filets nerveux étaient composés de filaments creux ou canaliculés contenant des globules ; il évalua le nombre des canaux ou filaments contenus dans un filet de la grosseur d'un cheveu, et en fixa le nombre à mille. En 1825, Bogros, sur l'observation que les nerfs des mollusques étaient si évidemment canaliculés que le fait était presque reconnaissable à l'œil nu, essaya d'injecter les nerfs avec du mercure. Sa tentative réussit, et il adressa sur ce sujet un Mémoire à l'Académie. Il semblait résulter de cette expérience que chaque filament nerveux formait un canal continu ouvert dans tout son trajet comme une artère. Ce fut, en effet, ce que conclut Bogros. MM. Breschet et Raspail répétèrent ses expériences. Voici quel fut le résultat de leurs observations. « En plaçant, sur le porte-objet du microscope, une lanière longitudinale d'un tronc nerveux, il est facile de voir que ce tronc consiste en cylindres d'un cinquantième environ de millimètre de diamètre, agglutinés les uns à côté des autres, de manière à ne pouvoir être séparés sans déchirement. Chacun de ces cylindres a, dans son intérieur, des cellules arrondies, isolées, que l'on nomme ordinairement globules, et dont le diamètre et la forme varient à l'infini. Ces globules sont probablement remplis de la substance qu'on voit sortir du cylindre, soit qu'on le presse, soit qu'on le déchire, c'est-à-dire d'une huile fluide à la température ordinaire et dont les gouttelettes surnagent sur l'eau, à la manière des véritables huiles, le tout mêlé à une substance pulpeuse. » Enfin MM. Breschet et Raspail constatèrent que dans les nerfs injectés à la manière de Bogros, et que l'on faisait ensuite sécher, on voyait dans l'intérieur du canal une multitude de petites membranes, adhérentes aux parois par un de leurs côtés, et libres de l'autre, ressemblant en un mot à des restes de membranes qui auraient clos le canal, de distance en distance, avant d'être rompues par la violence de l'injection. Il y a, selon nous, à conclure de là que le filament nerveux est un canal non continu, c'est-à-dire interrompu de distance en distance par des intersections ou des diaphragmes membraneux. Quelques années après, Ehrenberg faisait des découvertes analogues. Non seulement il reconnut, à l'aide du microscope, que tout le système nerveux était composé de fibres longitudinales et canaliculées ; mais il crut voir que ces tubes se divisaient en deux ordres, les uns rectilignes, conservant le même diamètre dans toute la longueur, et les autres renflés de distance en distance et qu'il appelle articulés. Les premiers, assure-t-il, se distribuent aux muscles, et les seconds servent aux impressions ; les premiers, toujours selon lui, contiendraient un fluide semé de globules ; et les seconds un fluide transparent et homogène. M. Langenbeck a établi à peu près les mêmes faits. Ce micrographe ayant placé de la substance cérébrale entre deux lames de verre, y a trouvé des fibres pourvues d'élargissement. D'après la grosseur des fibres et le mode des élargissements, il a distingué ces fibres en fibres noueuses ou en tubes variqueux. Les fibres noueuses sont des filaments ténus qui unissent entre eux des globules comme des grains d'un chapelet ; les tubes articulés sont des fibres creuses présentant de distance en distance des renflements vésiculaires. M. Langenbeck doute si les fibres noueuses sont canaliculées ; mais il regarde comme démontré que les fibres articulées sont canaliculées et contiennent une matière particulière sur la nature de laquelle son opinion n'est pas encore arrêtée. Il a vu, dit-il, qu'ayant comprimé entre deux lames de verre une portion de substance cérébrale prise aux cuisses du cerveau de la carpe commune, il s'est écoulé, des tubes articulés composant cette substance, une matière gélatineuse très limpide ; mais qu'ayant répété cette expérience sur l'homme, le bœuf et d'autres animaux, il n'a pu apercevoir rien de semblable. Les fibres variqueuses sont les mêmes pour M. Langenbeck et pour M. Ehrenberg ; les fibres noueuses dont M. Langenbeck seul a parlé, sont très variables entre elles ; les intervalles qui séparent les nodosités sont inégaux ; les nodosités ou globules diffèrent pour la forme et le volume, etc. M. Leuret a répété les expériences des deux auteurs allemands dont il vient d'être question. Il a constaté que l'apparence noueuse ou articulée des fibres, tenait à la compression et à l'écrasement qu'on y produisait en serrant les deux lames de verre entre lesquelles on les plaçait ; il a produit cet effet à volonté. Il admet d'ailleurs avec M. Ehrenberg que les fibres nerveuses sont canaliculées ; mais il a trouvé que le fluide, qui y est contenu, est le même, quelle que soit l'espèce de fibre examinée, c'est-à-dire en même temps dense et transparent. Seulement il a remarqué que ce fluide présentait un aspect différent selon les classes d'animaux où on l'observait. Chez les invertébrés, il est séreux et contient des globules ; chez les vertébrés c'est une substance homogène, blanche ; chez les poissons elle a l'apparence de l'huile. M. Leuret a vu, dans les vertébrés, comme la plupart des observateurs avant lui, des vaisseaux sanguins appliqués sur les parois des filaments et les côtoyant latéralement, mais sans présenter aucune ouverture directe qui les fît communiquer avec l'intérieur des tubes.

Des observations qui précèdent il résulte que la substance nerveuse est formée de canaux ou de tubes extrêmement déliés. Il en résulte encore que ces tubes sont, à des distances inégales, coupés par des intersections membraneuses ou des diaphragmes ; en sorte qu'un filament figure une suite de petits tubes fermés aux deux extrémités, placés bout à bout, et unis sans interruption, de manière que la membrane qui ferme l'extrémité inférieure du premier tube, clôt l'extrémité supérieure du second, et ainsi de suite. Cette deuxième conclusion nous paraît ressortir directement de l'observation de MM. Breschet et Raspail sur les débris de membranes que l'injection laisse, après elle, dans les canaux nerveux. Il nous paraît que les globules, en grains de chapelet, de M. Langenbeck, ne sont autre chose que les cellules tubulées dont nous parlons. Enfin, de ce que la compression entre deux lames de verre a pour effet, comme l'a observé M. Leuret, de causer des élargissements et des ruptures dans les parois des canaux, il s'ensuit que le liquide, contenu dans ces canaux, éprouve quelque obstacle dans le sens de la longueur des tubes, sans quoi il sortirait par l'extrémité des canaux et n'en briserait pas les parois. Il y a une troisième conclusion à tirer des observations citées et qui n'est pas moins importante que les deux précédentes : c'est que ces tubes tantôt contiennent un fluide (de nature variée, selon les animaux dont on examine l'appareil nerveux) et tantôt n'en contiennent pas. M. Leuret a remarqué même qu'un filet pouvait, en même temps, être vide dans certaines parties et plein dans certaines autres. Nous verrons plus tard que ces faits sont en parfait accord avec ce qui nous sera révélé par l'étude physiologique des phénomènes nerveux.

En supposant, cependant, que nous n'ayons point d'autres connaissances sur le système nerveux que les indications qui nous sont données par l'étude de la structure intime des filaments, que devrions-nous en induire? On pourrait, ce nous semble, raisonnablement en conclure que les actions nerveuses s'opèrent par un mouvement dans le fluide; mais ce fluide étant, de distance en distance, en quelque sorte clos entre deux diaphragmes, nous devrions croire que le fluide pénètre, à travers les intersections membraneuses, par voie d'endosmose et d'exosmose, de telle sorte que chaque intersection peut, par l'effet du mouvement dont il s'agit, soit se vider, soit s'emplir, soit finir par contenir un liquide d'une nature toute différente de celui qu'elle contenait d'abord. On pourrait de plus induire que toutes les fois qu'une cellule est vide, elle devient impropre à produire aucun phénomène nerveux ; car le point où manque le fluide doit avoir, sur la transmission du phénomène, la même influence que la section même du nerf. Enfin, pour achever la série des déductions qui ressortent de la considération de l'organisation intime, il y aurait à remarquer que ce fluide est nécessairement sécrété dans les tubes par les artères, et que, puisqu'il en peut sortir, dans l'état de vie, comme on l'a observé, il doit être absorbé par les veines ; en sorte que, le moyen de toutes les sécrétions et de toutes les absorptions étant les vaisseaux sanguins, artériels et veineux, la production comme l'absorption de ce fluide serait sous l'influence de la circulation.

Voilà quelles sont les conclusions à tirer des connaissances que donne l'étude de la structure intime des nerfs. Elles sont certainement très rationnelles et plus légitimes que beaucoup d'autres du même genre que l'on enseigne, sans contestation, en physiologie. Au reste, ces conclusions se trouvent en conformité parfaite avec ce que va nous apprendre la simple étude des phénomènes. Il y a plus, lorsque nous avons pour la première fois, en 1823-24 (1), émis les

(1) Dans le *Journal général de Médecine.*

idées que nous allons exposer dans les chapitres suivants, nous ne savions absolument rien de tout ce que nous venons de dire ; nous étions dans la même ignorance, lorsqu'en 1828 nous publiâmes, dans le *Journal des Progrès*, le Mémoire dont sont littéralement extraits les chapitres suivants et la formule qui les termine. En effet, la plupart des travaux que nous avons cités ont été faits postérieurement à notre publication ; et, au moment où nous écrivions, la doctrine généralement reçue dans la science était, que les nerfs étaient composés d'une enveloppe et d'une pulpe médullaire continue. Loin donc d'avoir déduit nos données physiologiques de l'anatomie, nous avions, au contraire, conclu de nos idées physiologiques, à une anatomie telle que nous venons de l'exposer. Or, nous ne connaissons pas de plus grande preuve en faveur de la vérité, que de voir deux ordres de faits et de travaux concourir, à l'insu les uns des autres, à une même conclusion.

CHAPITRE II.

INFLUENCE DE LA CIRCULATION ARTÉRIELLE SUR LA PRODUCTION DES PHÉNOMÈNES DE NÉVROSITÉ.

Nous nous proposons de démontrer dans ce paragraphe : 1° que la névrosité, ou capacité de produire des phénomènes nerveux, est en rapport avec l'intensité de la circulation (1) ; 2° que cette capacité subsiste encore un certain temps dans la pulpe médullaire après que toute circulation a cessé.

L'anatomie nous apprend que les nerfs sont composés de deux tissus différents, savoir, la pulpe médullaire et le tissu cellulaire (névrilème ou pie-mère) qui l'embrasse, et forme des gaînes aussi

(1) Il faut remarquer que ce que nous désignons ici par le mot de *névrosité*, est ce que les anatomistes, cités précédemment, appellent du nom de fluide. Au reste, lorsque je créai ce mot de *névrosité*, je le choisis parce qu'il indiquait une *faculté* et non une *nature*. Je le préfère encore pour cet unique motif. La science peut varier sur la nature de la substance intime qui constitue les nerfs ; mais elle ne peut varier sur la faculté dont ils sont le siége.

nombreuses et de formes aussi variées que le sont les divisions de la première.

Suivant une expérience maintes fois répétée, le névrilème est insensible et sans influence sur les mouvements. Suivant Haller, la pie-mère n'est pas non plus sensible. Il n'en est pas de même de la pulpe qu'ils contiennent. Ainsi, lorsqu'on touche un cordon nerveux, aucun cri, aucun mouvement n'annonce que l'animal souffre ; si au contraire on pique ce cordon, ou si on le pince de manière à blesser la pulpe, la douleur ou les convulsions sont très vives. Les expérimentateurs et les chirurgiens reproduisent tous les jours quelquesuns de ces faits. Dans une opération on peut promener la main ou l'éponge sur les lambeaux ; on peut même saisir, avec la pince à disséquer, une artère et le nerf qui l'accompagne toujours, sans que le malade se plaigne ; mais serre-t-on une ligature appliquée sur cette artère, l'opéré éprouve une douleur assez vive pour que des cris lui échappent, même lorsqu'il a montré le plus grand calme dans le cours des manœuvres préliminaires.

Le tissu cellulaire qui forme la pie-mère et le névrilème, est la base de sustentation de nombreux vaisseaux artériels et veineux, dont les dernières divisions paraissent s'étendre dans la pulpe elle-même, soit qu'elles s'y plongent réellement, soit qu'elles accompagnent des intersections névrilématiques inapercevables. Les phénomènes de la circulation capillaire dans le névrilème et dans la pie-mère, sont absolument semblables à ceux qui se remarquent dans toutes les autres parties de l'économie. Les phénomènes pathologiques observés au microscope n'y offrent pas non plus de différences. Ainsi, en général, le tissu cellulaire qui se répand dans les centres et les cordons nerveux, paraît être la base de nutrition de la pulpe elle-même. Cette conclusion est confirmée par l'observation de ce qui se passe dans la cicatrisation et la formation des nerfs. Lorsqu'un cordon a été divisé, l'union des deux bouts séparés commence toujours par une nouvelle production de névrilème. Ce n'est que quelque temps après qu'on aperçoit des filets nerveux médullaires dans le point cicatrisé. De même, dans le développement du fœtus, la pie-mère se montre, sous forme de poche, quelque temps avant les premières apparences de substance nerveuse proprement dite.

Nous allons rappeler ici quelques phénomènes de la circulation capillaire, dont la connaissance est nécessaire à la suite de ce paragraphe. On sait que, lorsque par la mort d'un animal, ou par suite de l'arrachement du cœur, le sang est arrêté dans les petits vaisseaux, il suffit de faire une saignée à une des petites veines de la partie soumise à l'observation, pour que le mouvement recommence dans ce liquide avec des directions très variées. Haller a observé que ce mouvement local et indépendant du cœur pouvait durer depuis vingt jusqu'à trente-six minutes (1). Dans les animaux à sang froid, le mouvement du sang se prolonge, pour le moins, au-delà de quarante minutes, même sans aucune provocation. Certains agents irritants produisent le même effet que la saignée (2). Dans les animaux vivants et qui n'ont été soumis à aucune vivisection préalable, la saignée a pour effet d'activer considérablement la circulation capillaire. Ce résultat observé au microscope se reconnaît dans les gros vaisseaux ; la pratique nous en offre tous les jours des exemples. On a observé généralement que le premier effet un peu durable des saignées, surtout locales, était l'augmentation de fréquence du pouls. Mais revenons au sujet spécial de ce paragraphe.

Les expériences que nous allons citer démontrent que la soustraction du sang artériel dans une partie de l'économie, est suivie, peu de temps après, de la disparition du sentiment et du mouvement. Elles sont la plupart extraites d'anciens auteurs : nous les citerons textuellement.

Le premier qui se livra à ce genre d'expérimentation paraît avoir été Swammerdam ; le plus ordinairement on attribue la priorité à Stenon. Elle fut en effet répétée un grand nombre de fois à Florence, puis enfin dans toute l'Europe.

1. « Lorsqu'on lie l'aorte descendante dans un animal vivant, dit Bohn (5), le mouvement cesse dans les parties postérieures.

(1) Haller, *Mémoires sur les effets de la saignée et sur le mouvement du cœur.*

(2) Voyez *Journal des progrès*, t. V et VIII, les *Mémoires* de Leuret et Kaltenbrunner.

(3) Bohn, *Circulus anat. phys.*, 1686.

Toutes les fois que j'ai fait cette expérience elle m'a réussi ; en voici les circonstances : pendant quelque temps après la ligature, l'animal se sert également bien de ses pattes postérieures et antérieures, même pour courir. Cela dure environ un demi-quart d'heure ; mais petit à petit les forces faiblissent dans le train de derrière, les pattes postérieures tremblent et enfin cessent de se mouvoir ; l'animal se traîne par le seul effort de ses pattes antérieures. Si, alors, on enlève la ligature, on voit successivement les forces se rétablir dans le train de derrière à l'état où elles étaient auparavant. Cette résurrection a lieu à peu près dans le même temps, et suit, d'une manière inverse, les mêmes périodes que l'on observe lors de la disparition du mouvement. »

2. « Si, après avoir ouvert le ventre d'un chien, dit Vieussens (1), on applique une ligature fortement serrée sur l'aorte descendante, aussitôt les parties situées au-dessous du diaphragme, *par suite de la cessation de chaleur vitale*, sont frappées de paralysie. Lorsqu'on retire la ligature, et après qu'on a rendu ainsi la circulation libre, ces mêmes parties recouvrent le sentiment et le mouvement. »

Nous rapportons cette expérience précisément parce que c'est celle qui est la moins favorable à une partie des conclusions que nous présenterons plus bas. Nous ferons remarquer en effet que Vieussens fut probablement distrait pendant le cours de l'expérience ou y procéda très lentement ; car les termes dans lesquels il la rapporte sembleraient annoncer que la paralysie a lieu brusquement, tandis que presque tous les autres physiologistes la disent successive. Ce fait même de la lente disparition de la névrosité dans des parties qui semblaient mortes d'ailleurs, les embarrassait beaucoup.

5. « Quand on lie l'aorte dans le bas-ventre, dit Haller (2), elle se gonfle et bat au-dessus de la ligature ; elle se vide au-dessous, et quand on la perce dans cet endroit, elle ne donne point de sang ; l'animal, comme Stenon l'a déjà vu, *perd le mouvement des*

(1) *Neurolog.*
(2) *Mém. sur le mouvement du sang.* Lausanne, 1756.

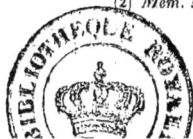

2

jambes, ne se soutient plus sur ses pieds, et ne les remue plus que comme s'il tirait un corps étranger. J'ai observé quelquefois des convulsions dans ces parties.

« J'ai réitéré et je rapporte ici cette expérience, parce qu'elle avait été révoquée en doute..... Elle ne réussit pas dans les grenouilles, et quoiqu'on leur ait lié ou coupé l'aorte, elles peuvent également sauter et fuir. » Nous verrons plus tard comment s'expliquent les phénomènes rapportés dans ce second paragraphe de la citation, et qui paraissent contraire au contenu du premier.

Expérience sur un chat (1). Je liai l'aorte au-dessous des reins ; elle se gonfla au-dessus de la ligature, y battit avec violence, et devint petite et plate sous la ligature. *L'animal perdit l'usage des jambes* et ne put plus se soutenir. Il attirait les jambes avec une espèce de convulsion, apparemment par le moyen du psoas et de l'iliaque interne. Le battement des artères du mésentère, celui de ses branches et de plus petites artères capillaires, parurent avec évidence, parce que leur source se trouva au-dessus de la ligature. J'ouvris ensuite la poitrine et j'y liai encore une fois l'aorte. L'animal devint étonné, il perdit le sentiment pendant que le cœur battait avec violence. Ouverte au-delà de la ligature, elle ne fournit pas de sang. »

4. « J'ai saisi le plus promptement que j'ai pu, dit Lorry (2), dans un chien vif et d'une taille médiocre, l'orte au-dessus des iliaques ; je l'ai serrée avec un double fil, de façon qu'il ne pût plus y avoir de communication entre les parties supérieures et les inférieures : l'animal a fait encore quelques mouvements, mais ils n'ont pas subsisté, et, comme l'a fort bien décrit M. Kau (Boerhaave), ces extrémités se sont retirées. J'ai disséqué la peau, et l'animal a encore donné quelques signes de douleur, mais faibles et légers, et point du tout comparables à ceux qui s'excitent ordinairement dans ces animaux. J'ai découvert un muscle, et je l'ai irrité ; alors il s'est excité dans ce muscle, que le défaut de sang faisait blanchir, une vive contraction pareille à celle qui s'y excite ordi-

(1) Haller, *Mém. sur les globules du sang*, exp. 52.
(2) *Journal de médecine*, ann 1757, p. 15.

nairement quand on jette dessus un irritant. J'ai piqué le tendon, et l'animal a paru, par les efforts qu'il faisait dans les extrémités supérieures, sentir un peu la piqûre ; mais la propriété de se contracter (*la contractilité*) subsista bien plus évidemment et sans aucune diminution, pendant plus d'une demi-heure que dura l'expérience. »

5. Bartholin (1) liait l'artère et la veine crurale sur un chien vivant, en ayant soin de ne point blesser les nerfs ; ensuite il faisait à chacun de ces vaisseaux une ouverture au-dessous de la ligature, et laissait écouler tout le sang ; puis il injectait par l'artère de l'eau tiède pour enlever les derniers restes du liquide sanguin, jusqu'à ce que l'eau qui sortait par la veine ne fût plus du tout colorée. Dans les premiers temps de cette expérience, et tant que l'eau sortant de la veine restait sanguinolente, on observait des mouvements ; mais lorsqu'enfin l'eau sortait pure, le mouvement et le sentiment disparaissaient (2).

Cette expérience fut plusieurs fois répétée (3). On remarqua toujours que la paralysie en était la suite. Il est fâcheux qu'on n'ait pas noté la durée nécessairement assez longue de cette expérience, de

(1) *De nerv. usu.*

(2) Weinhold mit à nu le nerf trachéal d'un lapin, et il observa qu'après avoir fait produire vingt ou trente contractions rapides des membranes par le moyen d'une pile galvanique, le nerf diminuait de volume, perdait sa forme cylindrique, et finissait par se réduire en un simple tube blanc et comprimé. Cette perte de substance de la moelle des nerfs fut, dans l'espace de vingt-quatre à vingt-cinq minutes, réparée par l'augmentation des battements du cœur, coïncidant avec les contractions violentes des muscles ; de manière que le nerf, au bout d'un certain temps, avait repris sa forme cylindrique. Quand, au contraire, on avait extirpé le cœur, et que la réparation de la perte de substance nerveuse ne pouvait s'effectuer par le moyen de la circulation, le nerf vide ne reprenait pas sa forme primitive. Weinhold a observé la même perte de substance dans la portion de moelle épinière d'où partaient les nerfs des membres antérieurs, lorsqu'il faisait contracter les muscles de ces membres au moyen de l'action violente et continue de la pile appliquée sur leurs nerfs. Pendant l'action du nerf, non seulement la masse de la substance nerveuse diminuait, mais même sa consistance. Quand il coupait un nerf en travers, et qu'il l'irritait longtemps par le moyen du galvanisme, il observait que la moelle nerveuse se ramollissait de plus en plus et finissait par distiller, goutte à goutte, de l'extrémité du tronc coupé. (*Journal des progrès*, t. X, p. 252.)

(3) *Prælectiones academ.*, t. II, in-4°, p. 385.

manière à faire voir combien de temps la névrosité persistait. Au reste, cette expérience prouve, surabondamment d'ailleurs, que le sang a sur la névrosité une action autre que celle qu'on pourrait tirer de sa qualité de *liquide chaud*. Elle montre qu'il est, quant à cette *névrosité*, un véritable agent de nutrition.

Ces expériences, dont nous pourrions grossir le nombre si nous en avions la place, prouvent évidemment que la névrosité peut s'éteindre complétement dans les nerfs, sans autre cause que l'absence de la circulation, et sans la moindre lésion de tissu, puisqu'elle peut ensuite s'y rétablir parfaitement. Ces faits nous montrent encore que les phénomènes de névrosité disparaissent toujours plus ou moins longtemps après que le sang a cessé lui-même de circuler dans les parties situées au-dessous de la ligature. Plusieurs observations de Legallois, cet expérimentateur si précis et si habile, complètent les résultats que nous venons d'acquérir. Quoique son but ne fût nullement celui qui nous anime ici, il a été si exact dans ses recherches, qu'il semble les avoir faites dans l'intérêt d'un travail analogue au nôtre. Ce physiologiste a plusieurs fois opéré la mort partielle du train de derrière d'un animal. Il fit cette expérience devant des commissaires nommés par l'Institut, en liant l'aorte au-dessous du tronc céliaque sur un lapin âgé de douze jours. Au bout de douze minutes, le mouvement et la sensibilité disparurent dans les parties postérieures de l'animal. Alors on enleva la ligature, et la vie se rétablit peu à peu, à peu près dans le même temps qu'elle avait mis à disparaître. D'autres observations de Legallois sont relatives à la durée de la névrosité chez les lapins, soit dans la tête après la décapitation, soit dans toutes les parties du corps après l'arrachement du cœur; il en a dressé des tables comparatives dont il résulte que la névrosité subsiste d'autant plus longtemps que l'animal est plus jeune, et se conserve dans la tête environ pendant une durée double de celle de tout le reste du corps (1).

La pathologie nous présente de fréquentes occasions d'observer l'influence de la circulation sur la névrosité. Il est fâcheux que presque toutes les observations recueillies dans cet ordre de faits

(1) *OEuvres de Legallois*, Paris, 1824, t. 1, p. 92-93.

soient plus ou moins incomplètes. Je veux parler surtout des cas de ligature d'artères affectées d'anévrisme. On s'est presque toujours borné à remarquer d'une manière vague la diminution de sensibilité, de motilité et de chaleur, mais sans préciser le rapport de ces phé-nomènes entre eux et les diverses circonstances de disparition, ainsi que celles du rétablissement. Cependant nous espérons pouvoir établir en gros ces périodes ; mais nous allons auparavant rapporter l'analyse de quelques faits, moins incomplets que les autres, que nous puiserons dans la chirurgie anglaise.

6. Le 1er novembre 1805, A. Cooper fit la ligature de l'artère carotide *du côté droit* pour une tumeur anévrismatique très grosse. Les pulsations de la tumeur cessèrent aussitôt, et l'action nerveuse ne parut interrompue dans aucune partie du corps. Le huitième jour, on remarqua une paralysie *de la jambe et du bras gauche*. Le 12, la paralysie du bras avait presque disparu. Le 17, la tumeur anévrismale était enflammée et douloureuse ; il s'écoulait de la plaie une sérosité sanieuse ; déglutition difficile ; pouls, quatre-vingt-dix pulsations ; le bras gauche était redevenu faible. Le 21, la malade mourut. Il ne paraît pas que le cerveau ait été ouvert. On reconnut seulement par l'autopsie que la mort avait été causée par l'inflam-mation du sac anévrismatique, qui s'était étendue jusqu'au larynx, au pharynx, etc. Cette observation nous offre une paralysie du côté gauche, paraissant au bout de sept à huit jours sous l'influence de la diminution de la circulation dans l'hémisphère droit du cerveau. La disparition de cette paralysie semble annoncer que la circulation se rétablissait par les branches anastomotiques.

7. La seconde observation que nous allons citer est celle de la li-gature de l'aorte opérée par A. Cooper le 9 avril 1817. La tumeur anévrismale siégeait dans l'aine *gauche* et comprenait l'iliaque in-terne. La ligature fut appliquée et serrée sur l'aorte environ à trois quarts de pouce au-dessus de sa bifurcation. Pendant l'opération, il y eut éjection involontaire des matières fécales, et le pouls, pendant l'heure qui suivit, donnait cent quarante pulsations par minute. Une potion opiacée fut donnée, et le passage involontaire des ma-tières fécales cessa. La sensibilité de la jambe droite était très im-parfaite. Dans la nuit les extrémités inférieures, qui étaient restées

froides pendant quelque temps après l'opération, commencèrent à regagner leur chaleur, quoique la sensibilité fût peu développée. Le lendemain matin, à huit heures, la sensibilité des extrémités inférieures était encore imparfaite ; mais le membre droit était plus chaud que l'autre, et il commençait à recouvrer sa sensibilité. A midi, la température du membre droit était à 34° c. ; celle du membre gauche, siége de l'anévrisme, était à 27° c. A trois heures, la température du premier était à 56° et celle du second à 26° et demi. Alors survinrent des vomissements, des douleurs dans l'abdomen et les reins, l'écoulement involontaire des urines et des matières fécales, des sueurs froides. Le lendemain, à huit heures, le membre affecté était livide et froid ; la jambe droite était chaude. Le malade mourut vers les deux heures. A l'autopsie, nulle trace de péritonite ou d'entérite. On n'attribua la mort qu'au défaut de circulation dans le membre affecté d'anévrisme, qui ne recouvra jamais ni sa chaleur naturelle, ni *aucun degré de sensibilité*.

Nous n'avons omis dans cette observation aucune des circonstances qui peuvent se rapporter au sujet de ce mémoire, et l'on voit combien elles ont été inexactement recueillies. Cependant on peut y voir que le premier phénomène marquant qui suivit la ligature fut l'anéantissement de la sensibilité dans le membre sain. Il est très probable que le côté malade offrait déjà une notable diminution de cette fonction avant l'opération ; c'est ce qui arrive le plus ordinairement dans les cas pareils. On voit encore dans cette observation d'abord la sensibilité persister plus longtemps que la chaleur, dernier signe de circulation : la première disparaît enfin ; mais bientôt la chaleur reparaît, annonçant que la circulation recommence, et à cette apparition succède le retour de la sensibilité.

On a à regretter encore dans ce fait qu'il n'y soit question de rien de relatif au mouvement. Il est très probable qu'il offrit les mêmes phénomènes que la sensibilité ; car d'autres observations analogues nous apprennent que la paralysie du mouvement suit, dans ce cas, toutes les périodes de celles de l'impressionnabilité (1).

(1) Je trouve dans la *Gazette Médicale* du 3 septembre 1842, une observation de ligature d'artère, très complète, communiquée par le D^r. Sédillot. Je vais la rapporter en l'abrégeant.

En général, les phénomènes de névrosité qui succèdent à la ligature des artères principales des membres, lorsque les collatérales ou les anastomoses sont peu développées, ressemblent beaucoup à ceux qu'on remarque dans les membres des agonisants. Ainsi, immédia-

Un homme, jeune et bien portant, reçut, le 11 avril 1842, un coup de tranchet en arrière de la branche *droite* de la mâchoire inférieure. Le sang jaillit aussitôt avec abondance. Cependant il eut la force de retourner chez lui. Le médecin qui fut appelé essaya d'arrêter l'hémorragie à l'aide de la compression ; mais le sang s'échappait au moindre mouvement. La mort du malade était imminente : le médecin se décida donc, le cinquième jour, à lier la carotide primitive. L'opération parut d'abord avoir réussi ; le sang cessa de couler pendant trois jours. Au bout de ce temps, l'hémorragie reparut. On essaya, de nouveau, du tamponnement, mais en vain. Enfin, M. le professeur Sédillot fut appelé ; il vit le malade le douzième jour de sa blessure. Ce chirurgien reconnut que, dans la première opération, la ligature n'avait pas atteint la carotide primitive. Cette ligature était le seul moyen de sauver le malade ; et, malgré les difficultés que présentait l'état des parties, elle fut opérée le 23 avril 1842. Dès ce moment, l'hémorragie ne reparut plus. Maintenant, nous allons laisser parler M. Sédillot :

« Trois heures après l'opération, M. le docteur François constata une hémiplégie complète du côté *gauche*, et une paralysie de la face du côté droit. Le moment de l'apparition de ces accidents ne fut pas déterminé d'une manière précise ; mais ils ne durent pas se manifester immédiatement à la suite de la ligature ; car aucun de nous ne s'en était aperçu. L'intelligence du malade s'affaiblit, et c'est à peine s'il répondait aux questions qui lui étaient adressées. Cependant il manifesta de l'appétit, et il prit, tous les jours, quelques potages. L'ouïe du côté droit devint plus dure ; la paupière du même côté resta tombante ; le globe oculaire était dévié en dehors, et comme affecté de strabisme interne ; la vue paraissait abolie, et les muscles de la moitié droite de l'aile du nez et de la bouche étaient sans action. Tel est au moins l'état dans lequel nous vîmes le malade, M. le professeur Ehrmann et moi ; mais M. François nous assura que les deux yeux avaient été alternativement affectés de déviation momentanée. Deux purgatifs avec l'huile de ricin procurèrent quelques évacuations, mais aucune amélioration dans l'état général. La plaie primitive, pansée à plat, avec du styrax, se détergea et se couvrit de bourgeons charnus, sans redevenir le siége d'aucun écoulement sanguin. Les plaies du cou continuèrent à suppurer, sans tuméfaction apparente des régions carotidiennes. Cependant le malade restait assoupi et dans un état demi-comateux.

« Le 28 avril, il éprouva des frissons, suivis de sueur, qui furent considérés comme des accès de fièvre intermittente pernicieuse, contre lesquels on administra le quinquina.

« Le 30 avril, il y eut deux accès de frisson, l'un à cinq heures du matin, et le second vers midi.

« Le 1er mai, le malade s'agita et *porta sa main gauche à sa tête*, circonstance

tement après que la ligature est serrée, la chaleur du membre semble quelquefois augmenter ; quelquefois seulement elle paraît se maintenir au même degré : mais elle offre ordinairement au toucher le caractère de la chaleur propre aux corps bruts ; il en fut ainsi, au

dont M. le Dᵣ François et plusieurs autres personnes furent témoins, et qui méritait d'autant plus d'être bien constatée, que ces mouvements montraient la cessation de la paralysie dans le membre supérieur. Le membre abdominal restant dans une complète immobilité, la faiblesse alla en augmentant, et la mort arriva le 2 mai, à midi, dixième jour de la ligature. »

L'autopsie fut faite avec beaucoup de soin ; mais le passage que je vais citer est le seul intéressant pour nous. Pour en comprendre le commencement, il faut savoir qu'on avait injecté la carotide gauche. « Le crâne fut ouvert, et lorsque l'incision et le renversement de la dure-mère eurent mis l'encéphale à découvert, on vit que l'injection avait beaucoup moins pénétré dans les artérioles du lobe moyen et antérieur du côté droit, que dans ceux du côté opposé. Les membranes étaient saines et il n'y avait pas d'épanchement séreux appréciable, mais tout le lobe antérieur droit était manifestement ramolli. MM. Villemin père et fils, le docteur Riss, prosecteur de la Faculté, Tavot, ex-interne de l'hôpital, constatèrent unanimement ce ramollissement qui était, en effet, très sensible. Il suffisait d'appuyer alternativement le doigt sur le lobe antérieur gauche et sur celui du côté droit, pour s'apercevoir que ce dernier ne présentait pas la même résistance. Le ramollissement n'était dans aucun point diffluent ; mais la matière cérébrale se laissait déprimer et s'écrasait sous les doigts avec une bien plus grande facilité. Les nerfs du sens n'offrirent rien de particulier. — En présence de ces altérations profondes, l'explication des symptômes devenait chose aisée. L'hémisphère cérébral droit, ne recevant plus une quantité suffisante de sang, avait cessé d'agir, et il en était résulté une hémiplégie du côté gauche, en raison du croisement des nerfs des membres et une paralysie des sens et de la face du côté droit, dépendant de la distribution directe des nerfs de ces parties du côté de la tête correspondant à leur origine. Le ramollissement du lobe cérébral antérieur était très marqué, parce que la circulation avait surtout été entravée dans ce point le plus éloigné des branches anastomotiques de la carotide opposée et des vertébrales. »

J'aurais beaucoup de réflexions à faire sur cette excellente observation, si j'en avais la place. Je me bornerai à une seule. L'état de l'hémisphère droit que M. Sédillot caractérise de ramollissement, ne me paraît nullement tel, d'après sa description ; lui-même n'en était peut-être pas très certain, à en juger d'après ses explications. Cet état de mollesse semble annoncer qu'il s'était passé dans la masse cérébrale quelque chose d'analogue à ce que l'on a observé dans des filets nerveux qui étaient momentanément privés du fluide ou de la névrosité qui doit les remplir. Quoi qu'il en soit, ce fait prouve qu'après la cessation de la circulation, les choses se passent chez l'homme exactement de la même manière que dans les animaux.

moins dans les cas que nous avons examinés. Pendant ce premier espace de temps, la sensibilité paraît s'accroître, ou quelquefois seulement se maintenir. A cette première période en succède une seconde, pendant laquelle le membre est froid. Quoique la température du membre soit alors semblable à celle du milieu environnant, cependant l'impressionnabilité se conserve encore quelque temps ; mais elle disparaît enfin. Vient, en troisième lieu, le rétablissement de la circulation. La chaleur, qu'on peut en considérer comme le signe principal, s'est déjà fait sentir pendant assez longtemps, et élevée à un degré qui approche de celui ordinaire, lorsqu'on voit paraître les phénomènes de névrosité. L'histoire que nous venons de tracer des rapports de l'impressionnabilité avec la circulation, dans chacune des périodes indiquées, est également exacte à l'égard de la capacité du mouvement. Seulement ceux-ci sont plus difficiles à observer, parce que la plaie causée par l'opération les rend plus ou moins douloureux ; cependant quelquefois on remarque quelques petites convulsions. Telles sont les remarques que nous avons faites sur les malades opérés d'anévrismes siégeant sur une artère principale. Sur cinq ou six cas, on n'en trouve guère qu'un où l'on puisse les faire, parce que ordinairement les branches collatérales ou les anostomoses sont déjà très développées, au moment de la ligature, par suite de l'embarras que l'anévrisme lui-même apportait dans la circulation du tronc où il avait son siège. Dans l'agonie, les phénomènes sont inverses. Nous avons eu l'occasion de les voir plusieurs fois. Nous avons observé dernièrement, entre autres, une malade chez laquelle la disparition du pouls dans le bras donna lieu aux remarques suivantes. Pendant la durée de la diminution des pulsations radiales et cubitales, la chaleur de la main prit le caractère de la chaleur des corps bruts indiquée plus haut ; elle se conserva ainsi encore quelque temps après que les artères ne battaient plus. Enfin, lorsque le brachiale ne se faisait plus sentir, et que l'avant-bras et la main étaient froids, la malade se servait encore parfaitement de ses doigts et les faisait obéir à sa volonté : cela dura environ dix minutes ; au bout de ce temps, ils restèrent immobiles et définitivement paralysés. Ils commencèrent à se contracter.

Si nous rapportons aux faits que nous venons d'exposer les connaissances sur la circulation que nous avons rappelées au commencement de ce chapitre, nous reconnaîtrons facilement le lien qui unit, les phénomènes qui ont lieu après la ligature d'une artère et pendant l'agonie, à ceux qui se passent dans les vaisseaux sanguins eux-mêmes. Lorsque la circulation artérielle est interrompue, celle des veines continue encore quelque temps. Il résulte de là un effet semblable à celui de la saignée ; la circulation capillaire est activée ; à cet accroissement correspond souvent une augmentation de température et toujours un accroissement de névrosité. Chez les animaux à sang froid et chez les jeunes mammifères, où le système capillaire est très développé, lorsque le cœur est arraché, la circulation capillaire continue encore assez longtemps, plus de quarante minutes, par exemple, chez les grenouilles. Avec ces faits coexiste la conservation du mouvement régulier et de l'impressionnabilité de tous les sens, qui peut se prolonger bien au-delà d'une demi-heure chez les derniers. Cela nous explique, en partie, pourquoi on a dit que la ligature de l'aorte ne produisait pas, chez eux, les mêmes effets que chez les animaux supérieurs ou plus âgés. L'abondance et la grandeur des anastomoses nous expliquent l'autre partie du fait.

Cependant il est certain aussi, d'après les faits que nous avons cités, que la névrosité subsiste encore assez longtemps après que cette circulation capillaire a cessé ; il est évident, en outre, qu'une fois disparue elle ne renaît qu'après que cette circulation a duré un certain temps. (*Voyez* les expériences 1, 4, 6, et surtout celles de Legallois.)

Il nous reste à examiner un autre ordre de faits pathologiques que nous pourrions négliger, ainsi que nous le ferons pour plusieurs autres : ce sont ceux qui, en montrant comment d'un accroissement partiel de circulation résulte une névrosité locale plus intense, font voir aussi que l'activité nerveuse devient elle-même l'origine d'une augmentation dans le mouvement capillaire du fluide sanguin. Les phénomènes de névrosité et ceux de circulation forment en effet un cercle de faits unis intimement les uns aux autres et qu'on ne saurait séparer sous aucun rapport.

Lorsque, par suite d'une saignée ou d'une hémorragie, le pouls nous annonce, par sa fréquence, que la circulation est accélérée, la susceptibilité nerveuse s'accroît d'une manière remarquable. Chez les individus dont le système capillaire est très développé, tels que les femmes dites nerveuses et chez les enfants, cette susceptibilité s'élève au point d'amener tantôt des veilles prolongées, tantôt des convulsions, etc. Ces faits qu'on rencontre journellement nous montrent que plus, dans un temps donné, il passe de sang dans les capillaires, plus il y a de névrosité.

Lorsque la circulation cérébrale est accrue précisément à ce degré qui précède l'état pathologique, soit que cette augmentation ait lieu sous l'influence d'un poison, soit sous celle d'une hypertrophie ou d'une excitation du ventricule gauche, etc., la névrosité de cet organe est augmentée (les recueils d'observation sont remplis de faits de ce genre, tous plus remarquables les uns que les autres) ; de même une grande activité des fonctions cérébrales, qu'elle qu'en soit la cause, augmente l'afflux du sang dans la pie-mère, au point d'y produire en définitive une véritable congestion. Tous les organes du corps présentent des phénomènes analogues : lorsque l'œil est enflammé, en même temps que la sécrétion des larmes est augmentée, il est doué d'une telle impressionnabilité, qu'il ne peut supporter le plus faible rayon de lumière. Haller cite l'exemple d'un homme qui dans le cours d'une ophtalmie eut les yeux assez impressionnables pour voir pendant la nuit. M. Desgenettes fit une remarque à peu près semblable, en Égypte, sur un grand nombre d'hommes. Reil s'est assuré que l'excitabilité nerveuse s'était accrue dans les nerfs d'une grenouille qu'il avait frottés de manière à les faire rougir en y attirant plus de sang. D'un autre côté, un usage abusif de l'œil amène l'inflammation, etc.

Quelques faits pathologiques semblent prouver que, sous la seule influence d'une circulation très active ou longtemps continuée, il peut se produire des actes spontanés d'impressionnabilité ou d'innervation : tels sont quelques hallucinations particulières des sens, les bluettes, les apparitions lumineuses, les sons, etc., qui annoncent les congestions cérébrales commençantes : tels sont encore les phénomènes du réveil chez un individu parfaitement sain, les con-

vulsions qui succèdent aux saignées trop abondantes, certaines ap-
pétences, certaines idiosyncrasies, etc.

Conclusion. Des faits contenus dans ce paragraphe, il résulte
évidemment pour nous : 1° que la névrosité est en raison directe de
l'intensité de la circulation dans les vaisseaux nourriciers des nerfs
et des centres nerveux ; 2° que la névrosité subsiste, pendant un
certain temps, dans la pulpe médullaire, après que la circulation
générale et capillaire a cessé, après la mort en un mot. Ainsi la névrosité apparaît comme le résultat d'une sécrétion, ou d'un acte de
nutrition dont le sang artériel est la condition indispensable dans les
animaux supérieurs ; dans les insectes où l'on ne voit pas de vaisseaux capillaires sanguins, cette nutrition s'opère certainement ; mais
le mode nous en est encore inconnu. Ce produit de la nutrition, dès
qu'il a été formé, subsiste d'une manière absolument indépendante ;
il ne peut disparaître, comme nous allons le voir, que par la production de phénomènes d'impressionnabilité ou d'innervation, ou
par un changement chimique dans le tissu nerveux qui est le véritable caractère d'une mort irrémédiable.

CHAPITRE III.

INFLUENCE DE L'ACTIVITÉ ET DU REPOS SUR LA NÉVROSITÉ, C'EST-A-DIRE SUR LA CAPACITÉ DES PHÉNOMÈNES D'IMPRES-SIONNABILITÉ ET D'INNERVATION.

Les phénomènes de névrosité sont essentiellement intermittents ;
c'est-à-dire que l'excitation répétée des nerfs, dits du sentiment,
suspend leur capacité d'impressionnabilité : de même, l'irritation
des nerfs du mouvement suspend leur capacité d'innervation. Ce
fait est tellement connu qu'il a donné lieu à cette expression devenue
presque vulgaire : *la sensibilité s'épuise, les forces se consument* :
en effet, lorsqu'on est pendant quelque temps soumis à une sensation de même nature, peu à peu la vivacité de cette sensation s'éteint,
et celle-ci finit par devenir totalement indifférente ou même nulle ;
c'est ce qu'on peut très bien observer dans toutes les impressions

simples qu'éprouvent les organes des sens, soit qu'il s'agisse d'une saveur, d'une odeur, ou d'un son ; ainsi nous devenons incapables de percevoir telle odeur, tel son, ou telle saveur, spécialement, tout en restant très aptes à percevoir toute autre espèce d'impressions par les mêmes sens, même lorsqu'elles sont très faibles. Les effets des impressions les plus désagréables s'effacent lorsque nous les subissons pendant longtemps : il faut que nous cessions, pendant un certain intervalle de temps, d'en éprouver l'influence, pour que nous puissions les sentir de nouveau. Lorsqu'après avoir fixé l'œil pendant quelques minutes et l'avoir maintenu dans l'immobilité sur un petit objet très brillant et très éclairé, on en détourne ses regards pour les porter sur les choses environnantes : sur quelque objet qu'on les dirige, on trouve toujours un point noir ; on dirait que ce point correspond précisément à celui de la rétine sur lequel frappaient les rayons lumineux réfléchis par l'objet brillant qu'on regardait auparavant : il semble que ce point ait été frappé de paralysie, ou que l'impressionnabilité n'y existe plus ; mais celle-ci ne tarde pas à y reparaître. Lorsqu'on applique un irritant sur une plaie, quelle que soit la nature de celui-ci, la sensation qu'il cause n'a aussi qu'une durée très passagère, bien que la nature et la force n'en soient pas changées, etc.

« Dans les expériences, dit Bichat (1), la sensibilité animale du nerf semble s'épuiser peu à peu et cesser enfin. Je m'en suis assuré sur la huitième paire, en faisant mes injections du sang noir au cerveau. A l'instant où l'on soulève et l'on tiraille le nerf pour dégager la carotide à laquelle il est collé, l'animal crie et s'agite beaucoup ; mais après qu'on a répété deux ou trois fois la même chose, il finit par ne plus donner de marques d'une sensation pénible. Si l'on cesse d'exciter le nerf pendant une heure ou deux, la sensibilité se renouvelle avec beaucoup d'énergie lorsqu'on vient à le tirailler de nouveau. »

Pour achever l'examen des phénomènes de névrosité sous le rapport dont il s'agit ici, il nous reste à en étudier la manière d'être dans l'encéphale. L'expérience directe ne paraît guère applicable à cet

(1) *Anat. générale*, t. 1, p. 163.

organe, où elle aurait toujours pour résultat de détruire les parties mêmes qui reçoivent l'impression. On ne peut donc juger des effets de l'excitation sur la névrosité encéphalique : 1° qu'en expérimentant sur les parties qui déterminent des contractions musculaires ; 2° et par l'observation de l'état de santé. Or, sous le premier de ces deux rapports, les expérimentateurs modernes, et particulièrement M. Magendie, nous paraissent fournir des éléments suffisants pour montrer que dans les centres tout se passe comme dans un filet nerveux. En lisant attentivement le narré de leurs recherches, on voit que lorsqu'on irrite mécaniquement, et à plusieurs reprises, les diverses parties de la moelle alongée, bien que chaque irritation soit portée un peu plus bas que celle qui l'a précédée, les convulsions et les cris, qui sont d'abord aussi étendus que possible, diminuent successivement d'énergie et finissent par ne plus paraître. Ainsi, dans ce cas, les phénomènes se comportent encore comme si l'irritation détruisait la névrosité. Maintenant voyons ce que nous fournit l'observation de l'état de santé. Lorsque l'on a été quelque temps soumis à un genre quelconque d'activité cérébrale, d'abord la circulation locale augmente, et la faculté de travail s'accroît ; mais, lorsque le travail a duré longtemps, il devient successivement plus difficile ; les idées cessent d'être claires, elles deviennent obscures, et on finit par se sentir incapable ; cependant l'intensité de la circulation locale n'a pas diminué ; le plus souvent, au contraire, elle s'est encore accrue au point qu'elle est quelquefois déjà arrivée à ce degré qui précède l'état de congestion pathologique, et qui s'annonce par des éblouissements, une espèce d'ivresse et des nausées. Il n'est pas d'homme qui ait beaucoup travaillé de tête, qui n'ait éprouvé ces effets. Or, on ne peut autrement généraliser ces phénomènes, qu'en considérant l'incapacité momentanée de travail comme le résultat d'un épuisement de la névrosité, produit par le travail lui-même, malgré la suractivité de la circulation. Pour que la capacité reparaisse, il faut un temps de repos. Quand cet épuisement ou ce besoin de réparation existe d'une manière générale dans les centres nerveux, il constitue le phénomène que nous appelons sommeil.

L'innervation présente, sous l'influence des excitants, les mêmes phénomènes que l'impressionnabilité ; elle diminue d'énergie au fur et à mesure qu'ils se succèdent. Ainsi, lorsqu'on irrite mécaniquement les nerfs qui président à la contractilité des muscles, si l'on répète un certain nombre de fois cette excitation, le muscle présente successivement des contractions plus faibles et cesse définitivement de se mouvoir. Dans ce cas, c'est certainement le nerf qui cesse d'agir, car le muscle n'a rien perdu de ses propriétés de tissu, ce qui est remarquable surtout dans les grenouilles. Il suffit ordinairement de substituer une excitation plus forte à celle qui existait d'abord, pour réveiller encore quelques convulsions ; mais on ne tarde jamais à atteindre le terme possible de l'innervation, même lorsqu'on se sert du galvanisme. Quelle que soit même, dans l'état de santé, la suractivité locale de la circulation (phénomène qui, suivant les expériences précédemment citées, chap. 2, est toujours lié à une production plus considérable de névrosité), un moment arrive toujours où la capacité d'impressionnabilité et d'innervation disparaît sous l'influence de l'action. Il semble que la circulation ne soit pas encore assez considérable pour produire une névrosité en rapport avec l'intensité des phénomènes qui l'épuisent. Ainsi, l'effet d'une activité musculaire ou cérébrale considérable, est d'augmenter la circulation à un point très élevé ; toujours cependant à une époque plus ou moins tardive, l'activité devient impossible. Nous désignons par le mot *fatigue* le sentiment qui accompagne chez nous cette diminution de l'innervation.

L'innervation et l'impressionnabilité organiques présentent-elles, sous l'influence des excitations, les mêmes phénomènes que nous venons de remarquer dans la vie animale? Il nous paraît maintenant difficile de répondre à cette question par des expériences directes ; cependant tout prouve qu'elle suit les lois que nous avons reconnues. L'analogie d'organisation des nerfs et des ganglions, l'intermittence des phénomènes dont ils sont le siège, tendent à le prouver. A quelle cause d'ailleurs attribuer la cessation de certaines aptitudes après un usage abusif, si ce n'est à un épuisement analogue à ceux dont nous avons parlé plus haut? On voit, à la suite d'excitations excessives, les testicules cesser de sécréter un véritable fluide spermatique, s'atrophier même ; d'autres fois l'érection devient impossible, etc.

Les animaux sont bien moins longtemps capables de supporter une douleur que d'éprouver une simple impression. La névrosité est d'autant plus vite suspendue qu'elle est soumise à une excitation plus forte, et c'est un fait dont chacun a pu faire l'expérience sur lui-même. On l'observe particulièrement dans les grandes opérations chirurgicales, surtout lorsque la durée de celles-ci dépasse une certaine limite, dix minutes, par exemple. D'abord le malade témoigne une sensibilité extrême ; ses cris, ses convulsions faciales, ses aveux, nous en rendent témoignage. Mais, lorsque l'opération a déjà duré pendant quelque temps, on voit succéder à cet état d'exaspération un calme qui étonne, une espèce d'anéantissement très remarquable. Plus l'individu annonçait une sensibilité vive, plus sans doute la douleur s'élève rapidement au dernier terme, mais plus tôt aussi elle cesse ; c'est ce dont on peut s'assurer en examinant les femmes qu'on opère. Au reste, M. Dupuytren assurait que cet épuisement de la sensibilité était un résultat qu'on devait, autant que possible, chercher à obtenir en prolongeant l'opération ; car il avait observé que l'opération avait des suites d'autant moins redoutables et que le malade avait d'autant moins de chances d'éprouver les accidents qui compliquent ordinairement le traitement d'une plaie étendue, qu'il avait souffert davantage pendant la durée des manœuvres chirurgicales. En effet, à ces souffrances succède toujours un calme qui dure assez longtemps, et pendant lequel toutes les activités animales et organiques sont affaiblies à un degré qu'on ne pourrait atteindre par plusieurs jours de régime. Les nouvelles accouchées nous présentent le même phénomène. Enfin les anciens avaient observé que les malheureux soumis à des tortures prolongées s'endormaient au milieu même des douleurs qu'on cherchait à exciter en eux, tandis qu'une durée bien plus étendue d'impressions indifférentes eût été encore longtemps supportée sans fatigue, etc.

Des faits que nous venons de présenter en masse, il ressort évidemment que la névrosité, lorsque la circulation est laissée libre, a une durée proportionnelle à la quantité et à l'intensité des excitations produites. Suivant les circonstances où on l'observe, il arrive toujours, plus tôt ou plus tard, un moment où les phénomènes de névrosité ne sont plus possibles ; mais cette absence elle-même a des limites, car au bout d'un certain temps la névrosité reparaît dans son énergie première. Ces phénomènes sont analogues à ceux que nous avons rapportés dans le chapitre précédent, lorsque nous avons dit comment, le sang cessant d'arriver dans les nerfs, leurs fonctions s'éteignent, et comment, le fluide nourricier étant rendu, ces propriétés sont rétablies. Nous allons maintenant chercher à préciser d'une manière plus nette les différents temps de ces phénomènes que nous venons de présenter d'une manière générale.

Remarquons d'abord que le même filet nerveux qui donne une impression quelconque dans l'état ordinaire, est susceptible, lorsqu'il est fortement irrité, de donner une impression de souffrance. De même, le même filet qui meut un muscle dans l'état de santé, sera celui qui, excité, le fera entrer dans des contractions douloureuses. En effet, il n'y a point de nerfs différents pour les effets de l'état de santé et pour ceux de cet état maladif qu'on appelle douleur. Il faut donc que, dans chaque filet nerveux, il y ait place pour deux modifications correspondantes à ces deux phénomènes opposés.

On peut, en effet, établir, entre tous les phénomènes nerveux, des différences générales, indépendantes du siége, et uniquement basées sur l'état de la névrosité dans le nerf même qui est excité. Ainsi, lorsqu'il n'y a qu'une impression ordinaire, elles peuvent se succéder pendant très longtemps sans qu'il y ait un affaiblissement remarquable de l'impressionnabilité ; mais il faut alors que la circulation ne soit pas interrompue, car nous avons vu (*exp.* 4) que des mouvements d'une étendue ordinaire suffirent pour anéantir l'innervation dans le train de derrière, l'aorte étant liée. Au contraire, l'excitation douloureuse ne peut exister à l'état continu que pendant très peu de temps, quelle que soit même l'activité de la circulation locale. Ainsi, dans les inflammations étranglées, dans les inflammations du névrilème, constatées par l'autopsie, dans les névralgies dentaires et faciales avec congestion locale, etc., la douleur est intermittente. Les malades mêmes sont satisfaits lorsqu'ils sentent que la douleur s'élève à son summum, parce qu'ils savent qu'ils jouiront ensuite d'un instant de repos. Dans les convulsions tétaniques, hystériques, etc.,

on a fait la même remarque ; plus elles sont énergiques, plus elles
sont courtes, et plus le calme, qui succède, se prolonge. Les différences qui se montrent entre la durée d'une impression ordinaire à
l'état continu, et la durée de l'impression que nous nommons douloureuse, nous paraissent définir très exactement chacune de ces
impressions. L'impression simple est l'effet d'une faible et lente diminution de névrosité ; la douleur est au contraire l'effet d'une rapide
et forte déperdition. Ce fait est évident dans l'expérience de Bichat,
et dans presque toutes les observations que nous avons rappelées à
la mémoire de nos lecteurs au commencement de ce chapitre.

Si maintenant, après avoir étudié en quoi consistaient les phénomènes d'impression simple, de douleur et d'intermittence dans un
nerf, nous examinons la propagation de ces phénomènes dans
tout le système nerveux, lorsqu'ils se répètent dans la moelle
épinière, l'encéphale, etc., nous verrons des effets correspondant à
ceux que nous avons examinés. Dans ces organes, la névrosité a
une durée prolongée ou abrégée en raison de l'intensité de l'excitation transmise, et elle a aussi des intermittences ou un temps
de réparation proportionné. On doit donc définir la veille, le temps
de consommation de la névrosité ; le sommeil, au contraire, est
le temps de la reproduction de celle qui a été épuisée.

CHAPITRE IV.

INFLUENCE DU SIÉGE SUR LA NÉVROSITÉ.

Nous voulons chercher à prouver ici : 1° qu'il y a indépen-
dance presque complète entre les divers départements du système
nerveux, quant à la névrosité ; 2° que, dans chaque point où une
excitation se propage, il y a déperdition nouvelle de névrosité.

Les faits qui ont été consignés dans le troisième chapitre, démontrent qu'il n'y a nul rapport entre les diverses parties du système
nerveux quant à la destruction et à la reproduction de la névrosité. Ainsi nous la voyons disparaître totalement dans le train de

derrière, pendant qu'elle conserve toute son énergie dans l'avant-
train. De même nous voyons qu'elle a dans l'encéphale une durée
presque double de celle qu'elle présente dans le reste du corps. Nous
la voyons enfin augmenter et diminuer isolément dans un organe
très petit, suivant l'état de la circulation dans ce point. Cette va-
riété, que nous trouvons et dans la production et dans la déperdition de la névrosité, se retrouve aussi dans ses effets.

L'anatomie nous a déjà démontré en partie que les nerfs qui président aux diverses fractions d'une même fonction, et qui exercent
en quelque sorte des actions synergiques, ont une origine presque
commune : l'histoire de l'embryogénie et l'étude des monstruosités
paraissent devoir généraliser ce fait pour toute l'économie. Plus
on pénètre profondément dans l'organisation du système nerveux,
plus on trouve qu'il se compose de parties douées d'aptitudes différentes, quoique toutes unies entre elles. L'expérience physiologique et l'observation pathologique démontrent les mêmes faits. Il
n'y pas longtemps encore on croyait que les nerfs des sens externes
donnaient lieu à des sensations variées uniquement parce qu'elles
venaient d'organes dont chacun avait une structure appropriée à la
perception d'un objet particulier. Aujourd'hui l'on sait que la di-
versité des impressions est le fait de l'organisation du nerf, et non
de l'appareil dans lequel il plonge ou de l'objet qu'il touche. Ainsi,
lorsqu'on dirige une étincelle électrique dans le nez, l'oreille, sur
l'œil ou la langue, chacun de ces sens est affecté suivant sa manière d'être spéciale. Lorsqu'en faisant l'opération de la cataracte
on touche la rétine, le malade n'éprouve pas une sensation de piqûre, mais celle d'une vive lumière, etc. Bichat raconte qu'un
homme de beaucoup d'esprit et de sang-froid, à qui Desault avait
amputé la cuisse, lui demandait pourquoi la douleur qu'il éprouva
à l'instant où l'on coupait la peau, était toute différente du sentiment pénible qu'il ressentit lorsqu'on fit la section des chairs, et
pourquoi ce dernier sentiment différait encore de celui qui eut lieu
lorsqu'on fit la section de la moelle. Rappelons enfin ce qui arrive
lorsqu'un nerf est comprimé ou blessé chez un homme : quel que
soit le point de son trajet qui soit intéressé, il donne toujours des
sensations analogues à celles qu'on éprouverait si les parties elles-

mêmes où il se distribue étaient lésées, etc. Les phénomènes qui succèdent à l'absorption de certains poisons concourent à démontrer cette spécificité d'aptitudes ; ils sont trop connus pour qu'il soit nécessaire de les rapporter ici.

Or, que faut-il conclure de ces faits ? Certainement que la névrosité ou capacité d'impressionnabilité et d'innervation ne diffère pas seulement en intensité suivant le point où on l'examine, mais encore qu'elle diffère de nature.

Maintenant il nous reste à étudier ce qui arrive lorsqu'une excitation portée sur un nerf se propage dans une plus ou moins grande étendue du système nerveux ; car ce que nous venons de dire nous conduit directement à l'examen de cette question obscure. Dans ce cas, suivant la théorie que nous proposons, autant il y a de nerfs ou de centres nerveux agissant synergiquement ou sympathiquement, autant il doit y avoir de déperditions partielles de névrosité. Nous ne connaissons aucune expérience directe qui démontre qu'il en soit ainsi ; mais l'observation de ce qui se passe chez l'homme, dans l'état d'intégrité, confirme parfaitement la conséquence théorique. Ainsi, plus une impression locale réveille de sympathies et provoque d'actions diverses, plus aussi elle amène de fatigues, c'est à-dire, plus vite elle donne le besoin d'une réparation générale. Examinez, en effet, ce qui arrive dans les organes dont la sensibilité est pour nous l'origine des sentiments de plaisir. Il en est qui, en agissant, ne provoquent qu'un très petit nombre d'actions synergiques : tel est le goût. Celui-là se satisfait sans causer de fatigue générale ; au contraire, les plaisirs du coït, qui exigent des excitations synergiques et sympathiques extrêmement nombreuses, amènent une fatigue générale qui n'est pas même proportionnelle avec l'excitation qui a eu lieu dans le point de départ. En général, dans l'état de santé, l'expression du besoin de réparation générale, c'est-à-dire le sommeil, est d'autant plus vite amené que l'individu s'est davantage livré à des actes qui exigeaient un emploi simultané de toutes ses forces, ou qui ont le plus excité de phénomènes sympathiques. Les faits de ce genre sont journaliers et si nombreux qu'il est inutile d'insister sur ce sujet.

CHAPITRE V.

CONCLUSION.

1° La névrosité ou capacité de produire des phénomènes d'impressionnabilité ou d'innervation est en rapport direct avec l'intensité de la circulation dans le système de nerfs où on examine celle-ci. Elle augmente lorsque la circulation devient plus active ; elle diminue lorsque l'état inverse existe.

2° La névrosité diminue ou disparaît au fur et à mesure qu'il se produit des phénomènes d'impressionnabilité et d'innervation, quelle qu'en soit la cause.

Soit que la circulation continue, soit qu'elle ait été supprimée, la névrosité disparaît de la même manière ; mais, si la circulation continue, la névrosité s'épuise moins vite et elle est reproduite au bout d'un espace de temps appréciable ; si la circulation est supprimée, la névrosité s'épuise plus vite, et, une fois épuisée, elle ne reparaît plus.

3° Les phénomènes de la névrosité peuvent apparaître sous l'influence de certaines circonstances de nutrition ; savoir : une accumulation de névrosité sur certains points et un excès de circulation tendant à pousser cette accumulation au-delà de la quantité normale.

4° La destruction de la névrosité est toujours locale, ainsi que la reproduction. Autant une excitation amène de phénomènes synergiques ou sympathiques, autant il y a d'abolitions successives de névrosité, autant il y a de nécessités répétées de reproduction.

5° La sensation ordinaire et la douleur ont pour origine les mêmes nerfs. (Il est des nerfs dont les impressions ne parviennent au cerveau que lorsqu'elles sont douloureuses.)

L'impression simple, comme le mouvement ordinaire, amènent une très petite déperdition de névrosité. La douleur amène une très grande et très rapide déperdition de névrosité.

6° Lorsqu'il y a suractivité locale de la circulation, la névrosité locale s'accroît au point qu'une impression qui, dans l'état ordinaire, eût causé une impression simple, devient l'origine d'une douleur.

7° Tous les phénomènes nerveux sont intermittents, parce qu'ils nous représentent une succession de périodes de déperditions et de reproductions de névrosité.

Plus la déperdition est grande dans un instant donné, plus le besoin de réparation se fait rapidement sentir.

La fatigue est le sentiment du besoin de réparation partielle ou générale. Le sommeil est l'expression de ce besoin et en même temps l'époque de la réparation générale.

Telles sont les propositions principales qui nous paraissent découler des faits que nous avons exposés dans ce mémoire; elles nous semblent susceptibles d'être comprises dans la formule suivante : *Les phénomènes de l'impressionnabilité et de l'innervation* SE COMPORTENT COMME S'ILS AVAIENT LIEU, *dans chaque division spéciale du système nerveux, par la déperdition successive d'une* QUANTITÉ *accumulée dans les nerfs; déperdition dont la durée est en raison inverse de l'intensité des phénomènes, et en raison directe de l'activité de la circulation locale,* c'est-à-dire, dont la durée est d'autant plus courte que les phénomènes sont plus intenses, et d'autant plus longue que la circulation locale est plus active.

Si cette formule était adoptée, au moins comme généralisation provisoire, de nouvelles et nombreuses voies seraient ouvertes à l'observation et à l'expérience, où l'on aurait l'avantage de ne plus aller chercher des faits exempts de liens, sans savoir ce qu'on y doit étudier, et pour ne faire autre chose qu'augmenter les recueils d'observations vaguement définies; car, dans ce travail nouveau, on ne pourrait avoir pour but qu'un perfectionnement confirmatif ou une modification de la théorie; enfin on pourrait poser des questions nettement définies, ce qui aujourd'hui n'est presque possible qu'en anatomie.

Elle nous paraît d'ailleurs positive, parce qu'elle représente exactement les faits; de telle sorte que l'on peut facilement en déduire ceux qui ont servi à la prouver; de telle sorte que l'on peut dire qu'elle n'est elle-même qu'un fait général vérifiable par l'observation. Elle renferme d'ailleurs des éléments de prévoyance ; car toutes les fois qu'une formule comprend des idées telles que celles de quantité et de durée, elle offre une base au calcul.

La loi que nous avons cherché à établir nous paraît la plus générale de celles qu'il soit possible de reconnaître dans les phénomènes nerveux, car elle est applicable à toute organisation que l'anatomie nous montre nerveuse, quel que soit le système d'organes ou l'animal où on la rencontre.

Tous les autres problèmes relatifs au système nerveux, sont secondaires ; car aucun d'eux n'est susceptible d'une solution applicable à toutes les parties du système, ni à toutes les espèces animales. Ces problèmes secondaires sont ou anatomiques ou physiologiques. Les premiers sont relatifs aux synergies et aux sympathies, aux *consensus* et aux *dissensus* qui résultent des rapports de concordance ou d'antagonisme établis entre les diverses parties de l'organisme nerveux, rapports qui varient d'espèce à espèce. Les problèmes physiologiques concernent les propriétés spécifiques particulières à chaque genre de nerfs, propriétés en vertu desquelles, d'abord, chacun d'eux est apte à une fonction unique et déterminée, et en vertu desquelles, ensuite, des nerfs qui semblent avoir la même destination chez l'homme et chez les animaux, possèdent cependant des susceptibilités différentes, ainsi que le démontre l'action comparée des substances vénéneuses.

Ces importants problèmes sont depuis longtemps l'objet des études des anatomistes et des expérimentateurs ; mais il serait complètement hors de mon sujet de m'en occuper. J'en ai fait mention uniquement afin d'en fixer le rang et la place, et surtout afin de montrer qu'ils sont tous spéciaux et par conséquent tous également dominés par une formule générale qui, comme celle que je viens d'exposer, concerne tous les systèmes nerveux et toutes les espèces animales douées de nerfs.

Je terminerai ce Mémoire par l'esquisse des principaux corollaires qui émanent directement des principes précédemment établis. Je diviserai cet examen en trois chapitres, dans lesquels j'indiquerai sommairement les conséquences physiologiques, pathologiques et métaphysiques de la formule.

CHAPITRE VI.

CONSÉQUENCES PHYSIOLOGIQUES DES PRINCIPES ÉNONCÉS DANS LES CHAPITRES PRÉCÉDENTS.

C'est une loi de l'économie vivante, que l'exercice d'un organe y appelle la circulation, de telle sorte que la nutrition y dépasse la déperdition dans certaines limites, et que l'usage fréquent conclut en définitive à l'accroissement de l'organe. De là cet axiome, devenu vulgaire en physiologie, que l'exercice développe les organes. Cet effet est surtout remarquable dans le système musculaire. Dans toutes les professions qui exigent l'emploi spécial d'un ordre particulier de muscles, on voit ces muscles seuls acquérir une augmentation de volume. On produit un développement analogue dans tout l'appareil locomoteur, par une gymnastique appropriée, chez les athlètes (1). Le même phénomène s'observe, quoique d'une manière moins évidente, dans les glandes, dans le tube digestif, etc. On a reconnu même qu'il y avait un degré d'intensité que l'exercice ne devait pas dépasser, dans l'intérêt de ce genre d'accroissement. C'est le degré variable selon les constitutions originelles, passé lequel l'usage excessif d'un système d'organes produit une influence fâcheuse soit sur l'appareil de la circulation générale, qui distribue les principes nutritifs, soit sur l'appareil digestif qui les fournit. Mais tant qu'on ne dépasse pas cette limite, on voit apparaître les effets de la loi de l'accroissement des organes par l'exercice.

Il est un autre fait, en rapport avec celui-là, qu'on ne doit point oublier de mentionner ; et qui est également constaté par une observation répétée. On a reconnu que les parents transmettent, jusqu'à un certain point, aux enfants, les dispositions organiques qu'ils possèdent ou qu'ils ont acquises. C'est une loi de nature qui ne se manifeste pas seulement dans la transmission de l'habitus extérieur, mais jusque dans des ressemblances plus intimes encore. Lorsque, au

(1) Voyez, à cet égard, le Mémoire de H. Royer-Collard, sur l'entraînement.

lieu d'observer ce qui passe, sous ce rapport, d'un père à un fils, on étudie les effets de cette hérédité dans une suite de générations qui ont vécu dans un même système d'activité, ou dans un milieu moral et physique identique, ce fait acquiert une évidence remarquable. C'est par là que s'explique physiologiquement la formation des races. Chez les bêtes, on produit des races en quelque sorte de toutes pièces. Ce qu'on appelle amélioration ou détérioration des races n'est pas autre chose que l'effet d'une hérédité fondée sur les principes précédents.

Si l'exercice développe les organes, le fait contraire produit un phénomène inverse. Le repos prolongé les amoindrit ou les atrophie.

Le système nerveux est soumis à la loi dont je viens de parler. Il résulte, en effet, de la formule et des faits énoncés dans les chapitres précédents, que la névrosité est, comme toutes les autres facultés de l'économie, un produit de la nutrition. Par suite, elle subit la loi du développement par l'exercice, et de l'amoindrissement par le repos. Nous allons examiner rapidement les effets du développement ; il sera inutile de nous occuper de ceux de l'amoindrissement, car nous savons qu'ils sont l'inverse de ce que nous trouverons en recherchant les conséquences de l'exercice dans les nerfs. Or, que résulte-t-il du développement ? deux effets ! 1° L'un consiste en ce que les voies de la circulation locale sont accrues en volume ou en nombre ; par suite, la production de la névrosité devient plus abondante et plus rapide. 2° L'autre consiste en ce que le lieu même où siége la névrosité, acquiert une capacité plus grande. Sans doute, si on mesure ces accroissements sous le double rapport de la quantité et du volume, on les trouvera très faibles ; mais, dans cet ordre d'organes, une augmentation, à peine sensible, suffit pour produire des résultats considérables.

On ne peut mettre en doute ce double effet de l'exercice sur les nerfs. Malgré la difficulté de l'observation dans un sujet si délicat, et quoique l'attention n'ait pas encore été dirigée de ce côté, on possède cependant des faits qui ne permettent pas de le mettre en doute. On a remarqué plusieurs fois tous les signes d'une circulation active, c'est-à-dire l'accroissement des petits vaisseaux en nombre et en volume dans des nerfs qui avaient été le siége de névralgies.

On a vu la moelle épinière devenir le siége d'inflammation véritable
à la suite d'efforts violents chez l'homme et les animaux. Il y a des
exemples de névralgies qui n'avaient pas d'autres causes. Tous les
cas qui viennent à l'appui de la thèse que j'ai posée, sont pathologiques, parce que c'est le fait pathologique qui a attiré l'attention
des observateurs. Dans les autres circonstances, l'attention n'étant
point sollicitée, il n'y a pas eu d'observations recueillies. Cependant, on a remarqué que dans les bêtes, les nerfs qui répondent à
leurs systèmes d'actions sont très développés. J'ai lu quelques
observations où on avait cru apercevoir quelque chose d'analogue
chez les hommes. (J'ai toujours pensé que si la substance grise a
une disposition constante qui paraît répondre à un excès de nutrition, elle doit néanmoins varier de développement, selon les individus et selon les genres d'activité qui ont dominé pendant la vie.
C'est une question à résoudre sur laquelle je ne possède pas, au
reste, la moindre indication.)

Le développement, qui est la conséquence de l'exercice, peut
avoir lieu dans un nerf ou dans un système de nerf, c'est-à-dire,
dans un filet, un ganglion, un plexus, un point des centralités rachi-
diennes et intra-crâniennes, ou dans la totalité de ces centralités. Or,
d'après la formule énoncée, il en doit résulter une facilité plus
grande, soit sous le rapport de l'impressionnabilité, soit sous celui
de la transmissibilité, soit sous celui de l'innervation, soit de tous
trois ensemble, c'est-à-dire une disposition plus grande à entrer en
mouvement et une réparation plus rapide. Ce développement, en
outre, comme tous les développements organiques, est susceptible
d'être transmis, jusqu'à un certain point, par voie de génération.

C'est ce développement qui constitue ce que l'on appelle proprement l'*habitude*, lorsqu'on le considère dans l'individu qui l'a
établi en lui-même. On le nomme *aptitude* lorsqu'on le considère
comme une conséquence de l'hérédité. L'habitude comme l'aptitude
ne sont autre chose que des appropriations, à des degrés différents,
de l'organisme nerveux à une fonction déterminée. Elles se ressemblent au fond ; mais elles diffèrent considérablement l'une de l'autre
sous des rapports importants : l'habitude est toujours une chose
propre à l'individu seul où on la considère ; c'est une sorte de

mémoire qu'il a créé en son organisme, par laquelle il a rendu facile
des actions qui auparavant n'étaient qu'en puissance. C'est la vraie
mémoire matérielle, qui est toujours l'œuvre de celui qui la possède.
L'aptitude n'est qu'une disposition en puissance, tandis que l'autre
est une disposition en acte. Ainsi, par exemple, l'homme qui est fils,
petit-fils, arrière petit-fils d'un Anglais, est plus apte à parler anglais
que français ; mais il faut qu'il apprenne à parler anglais : il a une
aptitude, mais il faut qu'il la convertisse en habitude. C'est l'aptitude qui constitue l'éducabilité ; l'habitude est l'éducation faite.

On a dit que l'habitude émoussait la sensibilité. Cette espèce de
proverbe, qui paraît contradictoire à ce que je viens d'exposer, reçoit
cependant une interprétation parfaitement satisfaisante par les principes exposés dans les chapitres précédents. C'est l'expression fausse
d'une vérité réelle dont voici l'explication. Lorsque, sous l'influence
de la circulation, la névrosité est accumulée dans un nerf, et qu'on
soumet ce nerf aux impressions qui y sont appropriées, il s'y manifeste une impressionnabilité qui s'élève quelquefois jusqu'à la douleur ; mais lorsque la névrosité, qui était en plus, a été épuisée, il
revient à l'état d'impressionnabilité normale. C'est ce qu'on observe
chez les hommes qui passent brusquement de l'obscurité à la lumière,
d'une atmosphère pure dans un air chargé d'odeur, etc. Sous ce
rapport, le proverbe a une apparente exactitude. Il y a d'autres
causes que j'omets, et qui donnent lieu également à ces apparences ;
c'est, par exemple, chez les ouvriers qui manient le fer, l'épaisseur
de l'épiderme de la paume des mains ; c'est l'affaiblissement de la
circulation cutanée chez les individus habituellement soumis au
froid, etc.

Il résulte de ce que je viens de dire dans ce chapitre, que la volonté
ou l'exercice peuvent produire dans le système nerveux des développements partiels, qui, lorsqu'ils gissent dans certaines divisions
du système, expliquent les phénomènes désignés sous le nom d'habitude, et qui, lorsqu'ils gissent dans le système intra-crânien,
expliquent ce que l'on doit entendre par la mémoire matérielle. Il
résulte encore de ce qui précède que ces développements organiques
sont, à un certain degré, transmissibles par voie de génération. Alors
ils ne constituent que des prédispositions ou des aptitudes.

On a remarqué plusieurs fois, à la suite des fièvres graves ou d'affections cérébrales prolongées, la disparition des habitudes encéphaliques, ou de la mémoire matérielle. Nous reviendrons bientôt sur ces faits remarquables.

CHAPITRE VII.

COROLLAIRES PATHOLOGIQUES.

Mon but, dans ce chapitre, n'est nullement d'exposer la pathologie du système nerveux; je me propose seulement de montrer comment se produisent et s'expliquent certains accidents que l'on observe assez souvent dans le monde, pour être en droit de les considérer plutôt comme des phénomènes physiologiques, que comme des symptômes morbifiques. Pour ce qui concerne la pathologie proprement dite, je ne puis mieux faire que de renvoyer à l'excellent ouvrage de mon ami le docteur Cerise (1). Je ne parlerai ici que des phénomènes qui sont produits par certaines habitudes, par la composition du sang, et par le repos prolongé.

Maladies résultant du défaut d'exercice. — La névrosité est simultanément sécrétée dans toutes les parties du système nerveux ; il arrive, par suite, un moment où il y a partout la plus grande disposition possible pour entrer en fonction. Dès ce moment, il y a opportunité à agir, et, dans l'intérêt de la santé, il y a presque nécessité de donner un emploi à la force qui s'est produite en nous. Autrement, elle tournera contre nous, elle s'usera à notre détriment. En effet, s'il arrive, dans un pareil état, que la sécrétion dépasse, dans un seul point, la quantité normale, cette accumulation locale deviendra l'origine d'un mouvement qui se propagera dans des directions plus ou moins étendues, et, dans tous les cas, donnera

---

(1) *Des fonctions et des maladies nerveuses dans leurs rapports avec l'éducation morale et physique, sociale et privée, ou Essai d'un nouveau système de recherches sur les rapports du physique et du moral.*

lieu à des phénomènes irréguliers qui jetteront le trouble dans le reste de l'économie. De là les malaises les plus étranges, les vapeurs, l'hypocondrie, des hallucinations, le penchant au suicide, la nostalgie, etc. C'est ce que l'on observe chez les individus adonnés à une vie paresseuse et oisive ; chez les individus que l'on arrache violemment à leurs habitudes, ou qui, s'étant créé des habitudes factices, veulent y renoncer ; chez les hommes qui, après une longue assiduité au travail, viennent à se reposer, etc.

Maladies résultant de certaines habitudes. — Pour expliquer la production de ces maladies, il faut tenir compte du système de relation qui unit toutes les parties de l'organisme nerveux ; pour en donner une idée, je me bornerai à un seul exemple. L'émotion, chez l'homme, ou, en d'autres termes, le sentiment, n'est pas un phénomène qui retentisse uniquement dans l'appareil encéphalique ; il est toujours accompagné par une série d'autres phénomènes caractéristiques qui en constituent les formes apparentes. Ceux-ci ont pour siége tantôt les divisions du nerf de la huitième paire, tantôt les nerfs du cœur, tantôt ceux du centre phrénique, tantôt les plexus de l'appareil abdominal, tantôt les nerfs de l'utérus, tantôt toutes les divisions du plexus hypogastrique. Quelquefois, ils occupent un seul organe ; quelquefois ils se propagent sur plusieurs. Tout le monde connaît, sous ces divers rapports, les effets opposés de l'amour et de la haine, de la colère et de la peur, de la crainte et de la joie, etc.

Or, il résulte de certaines habitudes du monde, de la culture de certains arts, un exercice excessif de l'émotion ou du sentiment, et par suite une excitation fréquente de quelques-uns des appareils que je viens de nommer. De là, une impressionnabilité extrême de ces appareils, qui se manifeste bientôt dans les moindres occasions. De là, dans les cas où l'épuisement n'a pas lieu par les voies normales, des mouvements automatiques qui produisent, dans l'économie, une partie des désordres dont j'ai parlé tout à-l'heure, des tristesses sans sujet, de l'irritabilité sans cause, tous ces accidents, en un mot, qu'on remarque trop souvent chez les femmes du monde, dont, selon l'expression vulgaire, la sensibilité a été cultivée à l'excès.

Des maladies résultant de la composition du sang. — Il est

certain que la composition du sang a une grande influence sur la
névrosité. A la suite des saignées répétées, on remarque ordinairement une excitabilité plus grande du système nerveux. Dans le
scorbut, dans la chlorose, chez les femmes affectées des pâles cou-
leurs, il se manifeste des désordres nerveux de diverses espèces que
l'on fait disparaître en rendant au sang sa composition normale. La
présence de certaines substances dans la circulation, exerce des
actions spécifiques sur certaines parties du système nerveux ; les
unes, comme l'opium, paraissent accroître la névrosité pour l'éteindre ensuite (1) ; d'autres, comme la belladone, l'éteignent tout de
suite dans certains appareils. Ici, tout est obscur ; mais l'observation
n'est pas très difficile, et on peut en espérer, un jour, des lumières
qui manquent aujourd'hui.

De l'examen rapide auquel je me suis livré dans ce chapitre, il
résulte la preuve que dans la voie où je suis entré, il y a, sur les phénomènes les plus obscurs du système nerveux, les éléments d'ana-
lyses et d'explications qui avaient jusqu'à présent été considérées
comme impossibles.

CHAPITRE VIII.

COROLLAIRES MÉTAPHYSIQUES.

Il y a à déduire de la formule que j'ai énoncée, ainsi que des
faits qu'elle représente ou qu'elle coordonne, plusieurs considéra-
tions qui conduisent à des conclusions métaphysiques importantes.
Il en est deux surtout dont je dois faire mention : l'une nous donne
une preuve positive de l'existence et de l'immatérialité de l'âme ;
l'autre nous fournit des indications précieuses sur la nature et sur
la valeur d'une méthode généralement usitée en psychologie, je

(1) Voyez les expériences de M. Flourens sur ce sujet.

veux parler de celle qu'on désigne sous les noms d'observation
intérieure, d'étude des faits de conscience, de méthode psychologi-
que, etc. Il est inutile d'insister sur la gravité des deux questions
que je vais soulever ; mais il serait peut-être opportun de rechercher
jusqu'à quel point il est légitime de tenir compte des propriétés et
des fonctions du système nerveux lorsqu'on étudie les opérations de
l'âme ; il serait peut-être intéressant d'examiner à quel point la connaissance des lois de ce système, en tant qu'organe des opérations de
l'âme, est nécessaire à l'appréciation de ces opérations elles-mê-
mes, etc. La place me manque pour cette étude difficile, et ce ne serait
point d'ailleurs ici le lieu de traiter un pareil sujet. Je me bornerai
donc à l'exposition des deux propositions que je viens d'indiquer.

La preuve de l'existence et de l'immatérialité de l'âme est une
déduction directe de la formule inscrite au chapitre V ; elle repose
sur les mêmes faits.

Nous avons vu que toute impression épuise la névrosité, ou en
détruit une certaine quantité, de telle sorte qu'après une suite plus
ou moins prolongée d'impressions, la névrosité ou la faculté
d'éprouver des impressions a disparu, en d'autres termes, et pour
me servir d'un langage qui peint la réalité, le *vide* a succédé au
plein. Or, les choses étant ainsi, qu'arrive-t-il lorsque nous sentons
une impression? Évidemment, nous ne percevons point ce qui n'est
plus, c'est-à-dire la portion de névrosité détruite, car celle-ci a
disparu ; elle est déjà absorbée par les vaisseaux veineux : nous
percevons donc le *vide* qu'elle a laissé à sa place. Ce n'est point la
névrosité effective que nous sentons, c'est l'absence de névrosité.
Ce fait remarquable est plus manifeste encore dans la sensation de la
douleur. J'ai dit, et cela est prouvé, qu'une douleur vive épuise
souvent en un instant, toute la névrosité existant dans un point
nerveux. Cependant nous sentons, et jamais même nous ne sentons
plus vivement. Or, que percevons-nous alors? L'absence de névrosité, le vide.

On doit évidemment conclure de l'analyse de ce phénomène que
l'être qui perçoit, l'être dans lequel réside la réelle sensation, n'est
point d'une nature analogue à la nature soit nerveuse soit matérielle,
ni soumis pour être influencé à la nécessité d'un contact pareil à

ceux que nous observons dans les choses physiques. L'essence de cet être est telle qu'il entre en rapport avec quelque chose que nous ne pouvons nous figurer, avec quelque chose qui est l'absence de toute figure, c'est-à-dire, avec le vide. Cet être donc n'est point matériel, et cet être, cependant, est la véritable substance de la personnalité.

Les inductions physiologiques qui concernent la méthode d'observation des faits de conscience, sont moins directes ou plus compliquées que celles dont il vient d'être question ; je vais, néanmoins, m'efforcer d'arriver aussi rapidement à la conclusion, m'en remettant à la bienveillance du lecteur pour développer des conséquences dont je me bornerai à poser les indications.

Il est reconnu qu'il n'est aucun exercice qui soit suivi d'une fatigue plus rapide et plus grande que les efforts de la pensée et de la réflexion. Or, qu'est-ce que la fatigue ? C'est la perception d'un besoin général de réparation, ou autrement d'un épuisement de la névrosité parvenu à un certain degré. Il y a à conclure de là que, dans les opérations de la pensée et de la réflexion, l'organisme nerveux encéphalique joue un rôle important. Un autre fait vient en confirmation de cette conséquence. Lorsque l'on ne cède point à ce sentiment de fatigue, lorsqu'on s'excite au travail, par tous les moyens appropriés, il arrive toujours que la circulation se développe, hors de mesure, dans l'organe encéphalique ; il arrive ensuite souvent que cet organe devient en définitive le siége d'une congestion inflammatoire. Il serait impossible de comprendre la relation qui lie ces effets à l'abus du travail intellectuel , si le cerveau ne participait pas aux opérations de l'âme.

Nous avons dit, plus haut, qu'à la suite de fièvres graves, et nous ajoutons ici à la suite de certaines affections cérébrales, on avait vu disparaître des habitudes parfaitement établies, à tel point qu'il était nécessaire de recommencer une éducation qui déjà avait été faite. Les faits de ce genre sont rares ; mais ils ne le sont pas tellement, cependant, que, dans le cours de trois ou quatre années, on en observe quelque exemple dans les hôpitaux de Paris. J'en ai vu un moi-même, à l'Hôtel-Dieu, dans le service de M. Récamier. Il arrive alors que l'individu, en entrant en convalescence, se trouve

avoir perdu la mémoire, tantôt d'une partie du langage articulé,
tantôt de la presque totalité de ce langage. Quelquefois il a oublié
la catégorie entière des substantifs, tantôt celle des verbes, tantôt
celle des adjectifs. On a cru même remarquer que les atteintes les
plus graves étaient signalées par l'oubli des adjectifs, ou en d'autres
termes, que cette catégorie disparaissait la dernière. Quelquefois il
arrive que cet homme qui ne sait plus s'exprimer par la parole,
n'a point oublié les signes écrits, et sait s'en servir au moins dans
les limites très restreintes des communications d'un malade avec
ceux qui en ont soin. Ces conséquences pathologiques sont faciles à
expliquer par la théorie qui précède ; mais au lieu d'employer à cet
usage une place précieuse, j'aime mieux la consacrer à la mention
de quelques autres faits du même genre. Il arrive, plus généralement à la suite des mêmes maladies, un affaiblissement dans toutes
les parties de la mémoire matérielle. Les souvenirs ne se présentent
plus qu'incomplets ou enveloppés d'obscurité. On a observé un
phénomène plus extraordinaire encore, chez des hémiplégiques et
chez quelques individus soumis au paroxisme de fièvres graves : on
a vu des malades dont on ne pouvait obtenir qu'ils parlassent
d'eux-mêmes, autrement qu'à la troisième personne. Il était évident qu'ils conservaient la notion spirituelle du *moi*, puisqu'ils af-
firmaient encore; mais il semblait que l'organisme, dans lequel rési-
dait l'habitude matérielle expressive de leur personnalité, eût été
complétement atrophié.

Que doit-on conclure de ces faits ? rien de plus que l'intime
union qui, dans l'état de vie, joint l'âme à l'organe de ses opérations,
c'est-à-dire au cerveau. Au reste, quelle que soit la finalité que l'on
assigne à l'espèce humaine, rien n'est plus raisonnable que de reconnaître, ce me semble, qu'il y a, dans cette vie, une liberté dont
l'âme ne jouit pas : c'est d'agir, en elle-même, indépendamment de
l'organisme qui lui sert d'instrument. Si elle était libre à cet égard,
nul doute que chacun de nous ne voulût à l'instant même s'ab-
straire de cet organisme, qui est, à chaque instant, pour nous une
source de douleurs et de misères de toutes sortes. Il n'y a que la
mort qui puisse nous en séparer et nous rendre complétement à la
pureté de notre nature spirituelle. Mais, si ces choses sont vraies,

il s'ensuit que, dans l'étude des faits de conscience, il faut se garder de tirer trop vite des conclusions, car l'intermédiaire de toutes ces études est un organe matériel dont la présence doit influer, jusqu'à un certain point, sur la qualité du résultat.

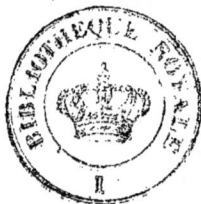

TABLE DES MATIÈRES.

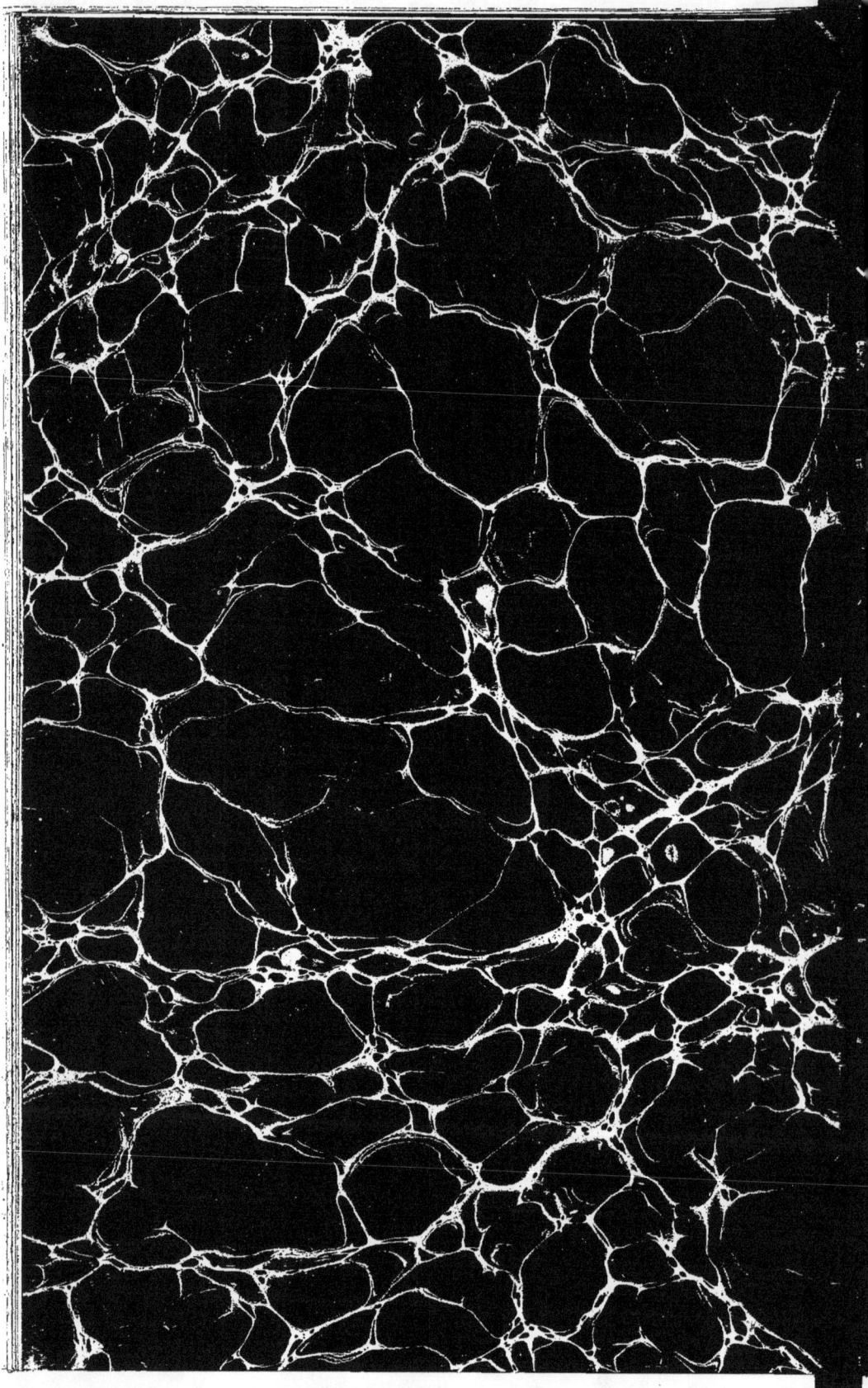

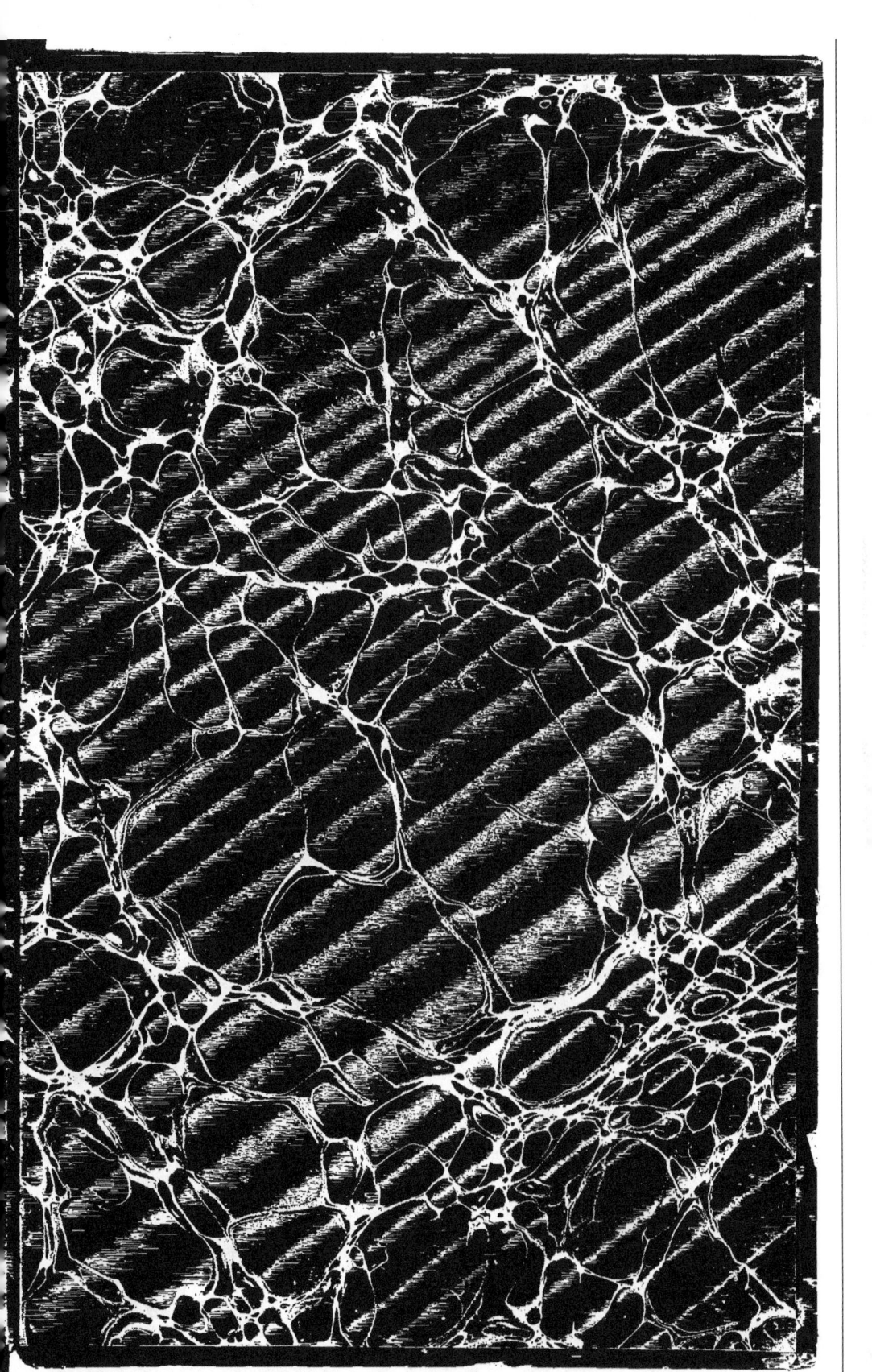

BIBLIOTHEQUE NATIONALE DE FRANCE

3 7531 00370883 2

www.ingramcontent.com/pod-product-compliance
Lightning Source LLC
Chambersburg PA
CBHW050520210326
41520CB00012B/2378